DE L'IMPRIMERIE DE NICOLAS-VAUCLUSE.

INTRODUCTION.

QUAND sur les divers points de la France la plupart des suppôts du dieu d'Epidaure se sont ligués pour détruire et anéantir les effets d'une méthode de guérison aussi salutaire qu'elle est prompte et efficace, ce serait trahir les droits de l'humanité que de garder le silence et de ne pas employer tous les moyens capables de faire triompher la vérité des atteintes de l'injustice et de la jalousie. Toutes les fois qu'une cause est essentiellement liée au bien-être de ses semblables, tout homme est autorisé à se mettre sur les rangs pour la défendre ; et ce serait une lâcheté impardonnable de se taire quand l'envie agite ses serpens et distille de toute part ses noirs poisons.

Certains médecins de Lyon, Orléans et autres lieux, offusqués de l'éclat des guerisons sans nombre opérées en ces villes et ailleurs, conformément aux procédés tracés par cette méthode ; effrayés de la nullité dans laquelle ils étaient à la veille de rentrer, ont ourdi sourdement une trame qui ne fait pas l'éloge de la délicatesse de leurs principes. Ils ont dit :

« Quel est donc ce novateur qui met l'art de guérir
» à la portée de la multitude ? C'est à coup sûr un in-
» trus, un avanturier, un charlatan. De quel droit, à
» cent lieues et plus de sa résidence, s'avise-t-il de
» guérir des malades que nous avons abandonnés ou
» déclarés équivalemment incurables, et à l'égard des-
» quels a échoué toute notre science ?

» Laisserons-nous entamer quelqu'un de nos anti-
» ques principes, quelqu'une de ces formules avec les-
» quelles nous avons pratiqué jusqu'à ce jour ? Ici, il y
» va de la conservation de notre état. Circonvenons
» l'autorité ; et l'autorité qui ne verra que par nos yeux,
» parce qu'elle est habituée à ne pas voir avec les siens,
» sera forcée d'adhérer à nos rapports. Puis, en droit
» et en raison, nous les ferons répéter par les cent bou-
» ches de la renommée. Les journalistes toujours avides,
» toujours affamés de nouvelles, afin de remplir le
» vide de leurs colonnes, s'empareront de l'anécdote.
» Nos confrères, journal en poche, la colporteront,
» la commenteront avec ce ton d'importance qu'affi-
» chent ceux qui se sont assurés par anticipation que

» les réclamations ne pourront trouver place dans les
» feuilles publiques. »

Quel moyen plus sûr pour diriger, maîtriser l'opinion
et atteindre le but qu'on se propose! C'est donc à l'effet
de faire connaître et sentir l'odieux d'une conduite si
fort en opposition avec la vérité, qu'on a essayé de soulever le voile qui couvre les manœuvres de ces hommes
qui fondent leur espoir sur les infirmités humaines. Cet
opuscule jettera peut-être un certain jour sur les faux-
fuyans, les tours d'adresse, les jongleries dont ils font
usage pour intercepter l'éclat d'une vérité qui dérange
leurs combinaisons autant qu'elle intéresse le bonheur
de l'homme et le soulagement de ses infirmités.

A peine la première édition de cet opuscule a paru,
que bon nombre de médecins, après l'avoir lue, ont
eu l'air de se fâcher, ou au moins de montrer un peu
de mauvaise humeur. Quelques-uns d'entre eux, plus
tolérants, ou équivalemment convaincus de l'insuffisance
de leur art, ont avoué ingénuement que de grandes vérités avaient été mises à découvert. D'autres, affectant
le ton de la dignité et de la suffisance, ont haussé les
épaules d'un air de dédain et de mépris, en disant : De
pareilles sottises ne méritent pas l'honneur d'une réponse ou d'une réfutation. Ceux-ci, persuadés sans
doute que la médecine, telle qu'elle a été exercée, et
telle qu'elle l'est aujourd'hui, est l'art par excellence,
ont décerné à l'auteur les épithètes de fanatique et d'in-
sensé, digne de figurer parmi les fous de Charenton. De
pareilles gentillesses n'ont rien de surprenant de la part
d'hommes qui savent si bien se mettre à la hauteur *d'un
siècle de lumières*, qui voit du fanatisme par tout, et qui
le met, comme on dit, à toutes les sauces. Ceux-là,
moins exaspérés, se sont contentés de qualifier du titre
de pamphlet ou de libelle un écrit qui a fait réfléchir et
sourire plus d'un lecteur.

Eh bien! prenons le mot *libelle* dans son sens littéral,
ou selon l'acception qu'on lui donne ordinairement. Un
libelle est un écrit calomnieux contre les personnes, ou
contre les choses. Contre les personnes! Quel médecin
a été nominativement attaqué? On a mis à découvert
des inepties, des puérilités, quelques jongleries, sans
s'écarter des règles d'une sage circonspection. On a repoussé d'odieuses qualifications lancées par une basse
jalousie contre un homme qui a prouvé, et qui prouve
journellement à la France entière qu'on n'est ni charla-

tan, ni empirique, quand on guérit dix mille malades, année commune.

On a pris pour devise ce vers de Martial :

Parcere personis, dicere de vitiis.

On n'a point appelé *un chat un chat, et Rollet un fripon.* On n'a pas pris pour modèle le Juvenal français, qui, dans ses épigrammes immortelles, a consigné en toutes lettres les noms des Perrault, fameux médecin de son temps, et d'un certain Paul, l'effroi de son quartier, qui, à lui seul, avait occasionné plus de ravages que la peste et la guerre.

Si cet opuscule est regardé par les médecins comme un libelle contre la médecine, comme un tissu de calomnies contre l'art qu'ils exercent, eh ! que ne prennent-ils la plume ! tant de fois ils en ont été invités. N'est-ce pas à eux, dans une cause qui se rattache de si près au bonheur de l'humanité, de venger l'art qu'ils exercent des prétendus sarcasmes sous le poids desquels ils pensent qu'on veut l'écraser et l'anéantir ! Pourquoi, par de savants écrits, et des dissertations lumineuses, ne pas essayer de dissiper ces nuages ténébreux qui, selon eux, se répandent sur la grande famille des humains, et qui, à les entendre, peuvent occasionner de si funestes ravages ?

Si, par le mot libelle, ils ont voulu dire que cet opuscule n'était qu'un chétif livret ; (car libelle et petit livre sont synonimes) qu'ils sachent que le seul défaut de temps a empêché l'auteur d'en faire un livre. Ils pourront s'en convaincre en comparant cette seconde édition, augmentée de plus de 140 pages, avec la première qui n'était qu'un faible et léger essai.

S'ils trouvent qu'il n'y ait pas encore assez de vérités mises à découvert, la troisième édition supléera à leurs désirs, et mettra au grand jour des vérités dont le développement laissera des traces plus ou moins profondes dans l'esprit de tout lecteur impartial et ami de sa conservation.

TABLE

DES CHAPITRES.

ERRATA.

Page 15, ligne 15, à la fin, *ajoutez* ait.

Page 47, ligne 12, *lisez* les malades.

Page 54; lig. 21, *lisez* ni bien ni mal.

Page 64, lig. 17, après version, *lisez* latine.

Page 70, lig. 17, *lisez* riches du siècle.

Page 159, lig. 10, *lisez* étaient.

Page 170, lig. 1re, *lisez* amélioration.

Page 183, lig. 30, *lisez* XXXII.

LE CHARLATANISME

DÉMASQUÉ,

ou

LA MÉDECINE APPRÉCIÉE A SA JUSTE VALEUR.

CHAPITRE PREMIER.

Éloge de la Médecine.

En créant l'homme, Dieu a mis au fond de son cœur le sentiment inné de sa conservation. Il lui a donné un penchant qui le porte à éviter le péril et les dangers qui menacent journellement son existence. Moins favorisé peut-être en cela que ne le sont certains animaux, qui, sous le rapport de l'intelligence, lui sont de beaucoup inférieurs, il paraîtrait que la main bienfaisante du Créateur a répandu sur lui avec plus d'épargne certaines faveurs dont elle semble avoir été plus libérale envers les espèces, ou les êtres vivants qui lui sont subordonnés.

Dira-t-on pour cela que l'homme, cette brillante image de celui qui a placé sur son front l'empreinte de sa main puissante, a été jeté sur le globe qu'il habite comme au hasard et à l'aventure ? Non.

Si nombre d'espèces d'animaux, par la force de l'instinct qu'elles ont reçu de l'auteur de la Nature, semblent investies de la faculté de connaître, ou certaines plantes, ou quelque autre moyen curatif pour l'entretien de leur conservation, elles ne sont pas pour cela supérieures à l'homme, ni dans leur nature, ni dans le partage, ou la distribution des dons ou bienfaits du Créateur. En place de l'instinct, l'homme a eu la raison en partage ; et sa raison est de beaucoup supérieure à l'instinct, quand il a le bon esprit de s'en servir.

Cette raison ne semble-t-elle pas dire à l'homme : Le Créateur, en te donnant l'existence, ne t'a pas destiné à la perdre au moment où tu l'as reçue ; les auteurs de tes jours sont là pour entourer ton berceau, écarter les périls et les dangers dont les premiers jours de l'enfance sont comme environnés. Quelle émotion n'éprouve pas le cœur d'une mère tendre, quand elle voit le fruit de ses entrailles en proie aux cris de la douleur. Tout occupée du mal que ressent son enfant, elle s'oublie elle-même pour ne s'occuper que des moyens propres à lui procurer le soulagement de ses souffrances.

Ce désir et ce sentiment sont innés dans le cœur de l'homme, tant pour soi-même, que pour les objets de son affection ; ils y ont été placés de bonne main. Tous nos idéologues modernes, tous nos faiseurs de systèmes, tous nos penseurs à la mode, ne changeront rien à la marche constante et uniforme de la Nature.

(3)

Mais en plaçant au fond du cœur de l'homme
le principe inné de sa conservation, l'auteur de
la Nature a dû lui donner les moyens d'atteindre
à ce but; et, lorsque les infirmités sont venues
assaillir son existence, il a senti le besoin d'être
à lui-même son propre médecin.

La mort a promené sa faulx meurtrière sur le
berceau des premiers humains, ainsi qu'elle la
promène de nos jours. Le germe de corrupti-
bilité et de corruption existait en eux, comme il
existe encore en nous. Le nombre des victimes
qui succombaient alors prématurément sous les
coups de la mort, était-il proportionnellement
aussi considérable que celui qui succombe aujourd'hui ?

Question un peu oiseuse, et qu'il importe peu
de résoudre; cependant, dans ces premiers jours
du monde, les hommes avaient, ou devaient avoir,
le sentiment du besoin de la médecine, sans avoir
pour cela des médecins.

Leur sort en était-il plus digne de commisération ? Ici ne confondons pas ce qui ne doit pas
être confondu; savoir : l'art considéré en lui-
même, et l'art abandonné à la merci et à la dis-
crétion de ceux qui se prétendent en droit de
l'exercer, et même d'en donner des leçons.

L'art qui a pour objet de rendre la santé aux
corps malades est, ou serait, sans contredit, le
premier des arts utiles. Cette science serait bien
la plus intéressante de toutes les sciences, puisqu'elle touche de si près au bonheur de l'homme,

pour le peu de temps qu'il a à passer dans ce lieu d'exil et d'affliction. A quoi lui serviraient les richesses, si l'état de souffrance et d'infirmités le privent des jouissances qu'elles peuvent procurer? A quoi servent l'énergie du courage et les talents de l'esprit dans nn corps malade ou valétudinaire? Sans la santé, tous les biens temporels ou terrestres ne sont rien; et l'art qui a pour objet de préserver de la maladie, ou de détruire celles dont l'homme pourrait être atteint, doit, à juste titre, être regardé comme le premier des arts, la plus utile et la plus nécessaire de toutes les sciences humaines.

Mais il est de l'essence de tout art, de toute science, de reposer sur des bases fixes, certaines, inébranlables. Des données conjecturales n'ont jamais été et ne seront jamais la base d'une science proprement dite. L'objet de toute science doit être connu; les principes sur lesquels elle repose doivent être clairs, certains, lumineux. Outre un point de départ, il faut, dans celui qui s'y livre, ou qui s'en occupe, la certitude de parvenir au but vers lequel il veut tendre. Les mathématiques, cette science, devenue si fort en faveur, quoiqu'on ait peut-être trop étendu ses attributions (1), donne des résultats certains et

---

(1) J'ai connu un père de famille qui n'avait rien tant à cœur que l'éducation de ses enfans. Je ne désire qu'une chose, disait-il, c'est que mon fils sache les mathématiques... Vous connaissez sans doute cette science, ou au moins vous en possédez les élémens?... Point du tout.... Eh! pour-

évidents. Depuis un demi-siècle, la physique, quoique encore environnée de difficultés insolubles, et de mystères impénétrables, repose sur des principes dont l'expérience démontre la certitude. L'anatomie, partie essentielle de la médecine, en tant qu'elle se rattache à la chirurgie, est portée au plus haut point de perfection, et plus d'un chirurgien habile a inventé, dans son génie créateur, nombre d'instrumens propres à séconder les opérations d'une main expérimentée. Si la chimie n'est pas encore venue à bout de découvrir et d'analyser au gré de ses désirs tous les principes élémentaires des corps, peut-être un jour les travaux des affiliés à cette science atteindront-ils le but qu'ils se proposent. La botanique, cette science si vaine quand elle ne s'occupe que de descriptions; mais si utile quand elle atteint son but, celui de trouver ou de découvrir dans les plantes, et généralement dans la classe des végétaux, les sels, les sucs, les huiles, les résineux, qui peuvent servir à la conservation de

---

quoi en vous un si vif, un si ardent désir?.... Avec les mathématiques on va partout, on raisonne pertinemment sur tout : rien n'est propre comme les mathématiques à rectifier les idées et le jugement.... Qui vous a fait cette intéressante confidence ?.... Tout le monde.... A coup sûr ce monde là ne savait pas les mathématiques. Combien de professeurs, d'ailleurs très-instruits, qui déraisonnent complètement lorsqu'ils parlent de choses étrangères à cette science, qui ne savent pas même s'il y a un science appelée *Logique.* Une bonne logique avant tout ; et pour les maîtres et pour élèves.

l'espèce humaine, a acquis, par les travaux d'habiles et savants observateurs, ce que les siècles antérieurs auraient à peine osé désirer. Dans un jardin, digne objet de la munificence de nos rois, toutes les productions de la terre habitée sont venues se ranger comme d'elles-mêmes. Nos géologistes ont pénétré jusque dans les entrailles de la terre, pour lui arracher une partie de ses secrets, avec l'espérance de lui en dérober encore d'autres.

Oserait-on bien le dire, sans crainte de froisser certains amour-propres? Une science dont l'objet n'est pas moins noble, mais infiniment plus précieux pour l'humanité; une science qui a les rapports les plus directs avec la physique, la chimie, la botanique, l'histoire naturelle; une science enfin qui se rattache intimement, essentiellement à la conservation de l'espèce humaine, est restée infiniment au-dessous de la noblesse de son objet et du but qu'elle doit se proposer d'atteindre. Appelons la chose par son nom. La médecine, en tant qu'elle a pour objet de connaître la *cause* des maladies internes, n'a flotté, jusqu'à ce jour, que sur une mer sans cesse battue et agitée par le tourbillon des conjectures. La médecine, en tant qu'elle a pour objet la guérison des corps malades, est exercée par des hommes qui n'ont aucun principe fixe et assuré (1). Est-ce le vice de la chose ? Non.

---

(1) Faites venir à l'insu les uns des autres; six, dix médecins, si vous voulez; et consultez-les séparément sur

Le vice radical est dans les personnes. Quoi! celui qui a donné à l'homme tout ce dont il a besoin pour une multitude innombrable d'objets, desquels absolument parlant, il pourrait se passer, lui aurait refusé les moyens de prolonger son existence, et de l'affranchir, autant que possible, des souffrances, triste apanage de l'humanité?

Non. Le Créateur a donné à sa créature tout ce qui est nécessaire au maintien de son existence. Ses œuvres sont parfaites. Ses desseins ne sont pas des velléités. En donnant à l'homme un corps assujéti aux maladies et aux infirmités, il lui a donné en même temps un esprit de réflexion et d'observation; et ne pourrait-on pas avancer, sans crainte d'être accusé de témérité, que les incommodités résultantes de la plénitude humorale auront suggéré la première composition pharmaceutique, à l'effet d'évacuer ce qui pouvait faire

---

une même maladie; vous trouverez six, dix opinions différentes. L'un blâmera hautement ce que l'autre aura ordonné; celui-ci prescrira la saignée ou les sang-sues, lorsque celui-là aura ordonné les bains ou la purgation; celui-ci tiendra fortement au lait d'ânesse, ou aux bains sulphureux (remède à la mode, on ne sait trop pourquoi); celui-là se prononcera fortement pour les eaux minérales. D'où peut provenir ce peu d'accord, ce défaut d'intelligence? Du défaut de principes; par conséquent, du défaut de science, puisque toute science repose nécessairement sur des principes certains et incontestables; et qu'on ne dise pas, pour donner le change, que tous et chacun de ces moyens sont de nature à produire le même effet. Mettez tous ces docteurs en présence : quel charivari! quel tapage! quel brouhaha! quelle confusion de langues! chacun pour faire valoir son opinion.

obstacle à la conservation individuelle. Lorsque l'estomac se trouve chargé d'aliments surabondants et indigestes, l'instinct naturel ne nous porte-t-il pas à adopter des mesures qu'il serait surabondant d'indiquer ? Le sauvage du Canada, le Hottentot, pourraient, sur ce point, donner d'utiles leçons à ceux qui se prévalent (peut-être outre mesure en ce point) du bienfait de la civilisation. Une voix intérieure et secrète ne semble-t-elle pas faire retentir ces paroles au fond de nos ames ?

« La vie est un don, un bienfait, que le Créa-
» teur t'a accordé de préférence à des milliards
» d'êtres possibles qui n'existeront jamais. Il a
» placé en toi le sentiment inné de la conserva-
» tion. Porte tes regards sur la Nature entière ;
» tu trouveras, dans son vaste ensemble, dans
» les végétaux, dans les minéraux, tout ce qui
» peut contribuer à prolonger ton existence, ou à
» l'affranchir des infirmités humaines. Sers-toi de
» ta raison pour observer ce qui peut tourner à
» ton avantage, comme ce qui pourrait tourner
» à ton préjudice ; mais garde-toi de prendre le
» change ; et par un jugement précipité, ne ren-
» voye pas ce qu'on peut appeler, sinon le prin-
» cipe, au moins le moteur de la vie. Chasse,
» expulse, sans remission, les humeurs gâtées et
» corrompues qui sont en toi, et tout rentrera
» dans un équilibre proportionné à ton âge et à
» tes facultés. Tu ne seras pas immortel ; mais,
» par ce moyen, tu pourras prolonger ton exis-

» tence jusqu'à l'époque fixée par le Créateur
» pour la durée de la vie humaine. »

Depuis des siècles, sans doute, on est convenu d'appeler *médecine*, la science ou l'art de remédier aux maladies. Depuis long-temps, aussi, soit avant, soit après l'institution de la médecine, ce même nom est donné à une composition purgative. Ne serait-ce pas cette même composition, reconnue alors comme la plus efficace, ainsi qu'elle l'est effectivement, pour combattre les infirmités humaines, qui aurait donné son nom à la science qui a le même objet ? On doit le croire en laissant subsister les dénominations ainsi qu'elles ont été établies, et en y comprenant celle de *médecin*, qui, par analogie, doit porter le nom de la science qu'il exerce, ou de la chose qu'il administre.

Mais qu'il y a loin des indications de la Nature à ce qui se pratique de nos jours ! Que le sort de l'homme est changé ! Quoi ! son esprit si vif, si pénétrant, qui calcule les distances des astres entre eux, qui prédit à point nommé leurs phases et leurs révolutions, serait le jouet des plus ridicules conjectures, et des systèmes les plus absurdes, en ce qui se rattache à la santé, le plus précieux des biens terrestres ? Cette science, considérée, soit en elle-même, soit dans sa fin, serait-elle donc si ardue qu'elle ne présentât de toutes parts que des obstacles et des difficultés insurmontables ? Pourquoi depuis vingt siècles et plus, ceux qui la pratiquent ne marchent-ils que de systèmes en systèmes, d'incertitudes en incertitudes ? Pourquoi ceux qui l'exercent sont-ils les premiers à en convenir ? Pourquoi ne présentent-ils aucune espèce de garantie à ceux qui invoquent le secours de leurs lumières ? Ces problêmes seraient-ils donc insolubles ? et ne pourrait-on pas, jusqu'à un certain point, essayer de lever le voile qui, depuis tant de générations, a enveloppé cet important sujet des plus épaisses ténèbres ?

Oui, la médecine est une véritable science. De grands génies ont pressenti cette vérité; ils l'ont entrevue dans le lointain des siècles ; ils comprenaient qu'il manquait quelque chose à l'homme : mais ce qu'un siècle ne produit pas, ne peut-il pas être produit par le siècle qui le suit ? Combien de preuves ne pourrait-on pas apporter à l'appui de cette vérité ?

N'a-t-on pas vu, dans les siècles qui nous ont précédés, et même de nos jours, des hommes qui, dans le traitement de leurs malades, ont invoqué les prétendues règles de l'astrologie judiciaire ? Et d'autres, non moins absurdes, qui ont prétendu que les maladies humaines peuvent être guéries par des démonstrations fondées sur A, plus B : et des imbéciles ont ajouté foi à de telles extravagances. D'autres ont prétendu trouver, dans l'électricité, la guérison de toutes les maladies. Dautres dans le mesmerisme; d'autres enfin ont cru voir dans le galvanisme jusqu'à la preuve de la possibilité de la résurrection d'un mort. De pareilles sottises ont trouvé des personnages assez impudents pour les hasarder avec le ton de la plus inconcevable audace, et des hommes assez bornés pour accueillir de pareilles inepties ! Que conclure de cette facilité avec laquelle on a admis tous ces systèmes divers, qui ont trouvé plus ou moins de partisans ? Quelle induction peut-on tirer de cet engouement, dont certains praticiens ne se sont pas montrés à l'abri ?

Rien autre chose, sinon que les malades et les médecins, après avoir épuisé, les uns leur patience, les autres tous leurs moyens de guérison, sont comme des brebis sans pasteur, ou comme des passagers sur un vaisseau qui, dans le fort de la tempête, a perdu et pilote et gouvernail.

Que prouve cette mobilité d'opinion, cette incertitude dans la voie qu'on doit tenir, quand ceux qui, par état, devraient fixer l'un et l'autre, sont les premiers à se jeter dans les bras de tous nos nouveaux fabricateurs de systèmes ? Tout cela prouve que, dans l'antiquité comme dans les temps modernes, il y a eu et il y a encore un grand vuide dans ce que les praticiens appellent l'art par excellence.

Parmi les anciens, Pline, cet habile naturaliste, qui a frayé la voie aux Réaumur et aux Buffon, et sans lequel ces grands hommes, dont la France s'honore et se glorifie, n'auraient peut-être pas été, disait en parlant de ces anciens Romains qui finirent par donner des lois au monde alors connu : « Mille peuples vivent sans méde-

» cins, non pas toutefois sans médecine ; comme
» le peuple romain, qui fut plus de six cents ans
» sans médecins. » Ce peuple, si célèbre, et tant
d'autres, ont donc admis une différence essentielle entre la chose considérée en elle-même et
les hommes qui se prétendaient les dépositaires
de ses secrets. *Millia gentium sine medicis dé-
gunt, nec tamen sine medicina sicut populus
Romanus*, etc.

Il avait compris non pas l'inutilité de l'art et
de la science en eux-mêmes, mais le danger de
recourir à ceux qui se prétendaient en droit de
l'exercer. La diversité d'opinions, l'opposition
des sentiments qu'ils manifestaient au chevet du
lit de leurs malades, n'avaient pas peu contribué
à imprimer, dans le cœur de ce grand homme,
un sentiment de mépris pour ces médecins dont
la Grèce subjuguée avait inondé la maîtresse des
nations. Et voilà, dit-il, la source de tant d'im-
pertinentes disputes des médecins chez les malades ; nul d'entre eux ne veut être de l'avis de son
confrère, par la crainte de passer pour penser
d'après autrui. *Hinc illæ apud ægrotos miseræ
sententiarum concertationes, nullo idem cen-
sente, ne videatur accessio alterius.* (*Plinius
proœ. lib.* 29.)

Cet esprit d'éternelle contradiction entre les
médecins remonte encore à des temps plus éloignés ; preuve incontestable que la science des
médecins d'alors ne reposait sur aucune base.
Cette assertion, que plus d'un médecin regardera

comme une espèce de paradoxe, deviendra une vérité incontestable, quand ils sauront qu'elle est sortie de la bouche du grand Hypocrate, le père et le fondateur de la médecine. Dans les maladies aiguës, les médecins s'accordent si mal, que ce que l'un ordonne, comme très-salutaire, l'autre le rejette comme très-préjudiciable ; ce qui assimile la médecine à l'art de deviner. *Acutissimis in morbis medici usquè adeò dissentiunt, ut quæ alter porrigit optima, alter mala esse putet, atque fere ob id vaticinationi ars ipsa similis esse videatur.* (*Hipp., lib. de victus ratione in acutis.*)

Voudrait-on dire par-là que la science médicale doit être confondue avec les hommes qui l'ont exercée. Non ; la science est en soi ce qu'elle est ; parfaitement indépendante des hommes qui l'exercent ou qui la pratiquent.

Pétrarque, l'un des plus beaux génies, en parlant sur ce sujet, dit : « Je sais que quand il n'y » aurait aucun homme au monde, la médecine » et les autres arts ne périraient pas pour cela. » Leur essence immortelle subsisterait encore » d'une manière abstraite et séparée de tous les » sujets, ou bien dans les idées de Dieu. » Ce grand homme, bien loin d'avoir méprisé l'art, l'a réputé à grand honneur : ainsi qu'il le déclare. *Non quidem artem ipsam, sed artifices parvi pendi.* (*Petrar., lib.* 12 *, rerum senil., épit.* 3.)

Il était si convaincu, si persuadé qu'il pouvait y avoir des hommes capables de s'élever au-des-

sus de leur siècle et des formules plus que ridicules, dans lesquelles ils avaient l'adresse de
s'envelopper, qu'il s'est écrié dans une espèce de
transport : « Je cherche des hommes dont l'em-
» ploi soit de rendre la santé. Si j'en trouve quel-
» ques-uns, je ne me contenterai pas de les aimer,
» je les adorerai presque comme des personnes
» qui nous donnent des biens que nous devons
» attendre de Dieu seul. *Salutis professores*
» *quæro , quos si inveniam , non diligam*
» *modo , sed paulò minus adorabo divini mu-*
neris largitores. (*Lib.* 5 *, epit.* 3.)

Qu'on se garde donc bien de confondre la médecine avec les hommes qui l'exercent ; comme
aussi ce serait une injustice au premier chef de
confondre tous les médecins dans la même ca-
thégorie. Il est, dans cette classe, des hommes
pleins d'honneur, de probité et de religion ; des
hommes estimables, sous tous les rapports, et
qui exercent leur art et leur talent avec ce noble
désintéressement, qui nous rappelle les mœurs
de l'avant-dernier siècle. Si cet opuscule tombe
dans leurs mains, je me croirai heureux s'ils dai-
gnent agréer le faible hommage que je leur offre.
Ce ne seront pas ces hommes estimables qui se
déchaîneront contre cette production. Ils la li-
ront ; ils la méditeront, et peut-être rendront-ils
justice au fond de la chose et au motif qui a déterminé à l'entreprendre.

Mais si, dans le nombre de ces hommes estimables sous tant de rapports, il s'en trouvait un

qui eût découvert une grande vérité ; une vérité de théorie établie sur des raisonnements lumineux, et prouvés par des faits et des expériences incontestables ; une vérité consolidée annuellement par dix mille faits de pratique, par dix mille guérisons, non pas sur une espèce de maladie, mais sur toutes celles auxquelles notre chétive humanité est assujétie ; je dirais voilà l'homme que cherchait Pétrarque ; voilà celui que doit chercher le malade qui languit depuis des années sous le poids de ses souffrances et de ses infirmités ; voilà l'homme que je cherche ; il sera à mes yeux une seconde divinité : soit qu'il ait trouvé, dans son propre génie, là découverte de ce principe conservateur ; soit que l'auteur de la Nature lui en fait comme une espèce de révélation.

La France a vu naître et a produit cet homme qui a été l'objet des désirs de Pétrarque, de Montaigne, et de tant d'hommes célèbres qui avaient parfaitement compris que l'art de guérir n'était pas ce qu'il aurait pu, ou dû être. Il a existé dans le dernier siècle ; il a vécu parmi nous ; et cette belle patrie, qui sait si bien honorer les talents, ne l'a presque pas connu. Les cures étonnantes, presque miraculeuses, opérées dans le pays Nantais, l'Anjou, le Maine, le Poitou, etc., exposées à tous les traits de l'envie, étaient restées sans gloire, et tombées comme dans une espèce d'oubli, par suite des coupables efforts de cette hideuse passion.

O Pelgas (1)! tu as payé comme homme le tribut à la Nature ; mais ta réputation franchira l'espace des siècles. Ta mémoire y sera en bénédiction. Du fond de la tombe ignorée, où tes cendres reposent, reçois mon faible hommage ; reçois l'expression de la reconnaissance de tant de milliers de malades que ta méthode et tes principes rappellent journellement à la santé ; de tant de victimes déclarées incurables, et que tu as arrachés et que tu arraches encore des bras d'une mort prématurée.

Je dirai, à qui voudra l'entendre, voilà l'homme dont l'Esprit-Saint a fait l'éloge dans les termes les plus pompeux et les plus magnifiques ; quand il a dit de lui qu'il est, par excellence, l'ouvrage du Créateur. *Creavit eum altissimus.*

Voilà celui qui est digne de nos hommages, de notre confiance, et de fixer l'incertitude de notre choix. Voilà celui de qui l'on peut dire que toute médecine vient de Dieu. *Omnis medicina à Deo.* Celui qui est digne de recevoir des présents des maîtres de la terre, et les éloges des grands du siècle. *Et in conspectu magnatorum laudabitur.* Ecclésiastique, c. 38

Les monuments historiques du plus ancien

______

(1) J. Pelgas, ancien maitre en chirurgie, beau-père du chirurgien Le Roy, est le premier qui ait véritablement reconnu la *cause* des maladies, et qui l'ait combattue par la seule voie ou l'unique moyen de la détruire : *la purgation.* Telle est la déclaration qu'en a toujours fait l'auteur de la *médecine curative*, dans toutes les éditions de cet ouvrage.

peuple connu (le peuple juif) ne nous ont rien transmis de ce qui aurait pu jeter des lumières sur un art que l'esprit de Dieu a mis en si grand honneur; mais à coup sûr, si, du temps de Salomon, la science de la médecine eût été, ainsi que de nos jours, pratiquée par des hommes qui aujourd'hui professent un système et le quittent le lendemain pour se jeter à corps perdu dans un système opposé, l'Esprit-Saint ne leur eût pas décerné des éloges aussi pompeux et aussi honorables.

Ce serait donc une prétention bien désordonnée de la part de nos médecins à systèmes, et qui se font gloire d'appartenir à la médecine, dite dogmatique, de se prévaloir dans l'occasion d'un témoignage qui ne peut appartenir qu'à celui qui ne parle et qui n'agit que d'après des principes certains en théorie, et démontrés tels par l'expérience, le maître des maîtres, et que le prince de l'éloquence latine appelle : *Rerum omnium magistra.*

CHAPITRE II.

De l'état actuel de la Médecine.

Lorsqu'on veut citer les grands maîtres de l'art, on ne manque pas de mettre en avant Hippocrate et Galien. Il semblerait que la conservation de l'homme soit dans une dépendance absolue de ce qu'il a plu à ces grands fondateurs de la médecine appeler *des principes*. Mais de leur temps, comme de nos jours, l'art de guérir n'a-t-il pas flotté dans le vague de l'incertitude ou dans le tourbillon des conjectures ? Eh ! quelle tête assez fortement organisée pour le calcul, oserait se flatter d'énumérer cette foule innombrable de systèmes différens ou opposés, avec lesquels les médecins ont exploité l'espèce humaine ? Depuis un siècle seulement, les systèmes se sont succédés avec une rapidité qui passe toute imagination. La médecine du siècle qui commence n'a rien de commun avec celle du siècle qui vient de finir. Quelques praticiens, (et c'était le plus grand nombre) au commencement des maladies aiguës, prescrivaient les évacuans, qu'ils réiteraient un certain nombre de fois, et leurs malades s'en trouvaient bien. Aujourd'hui on a adopté une marche diamétralement opposée. Toute évacuation humorale est proscrite ; à peine se permet - on un émétique , qui peut quelquefois faire un peu de bien et souvent beaucoup de mal, en mettant les humeurs en mouvement sans les expulser du corps malade. Les calmans, les adoucissans, les absorbans , la saignée, la diète, voilà la méthode en faveur. Avec les loks, le lait d'ânesse, les sucs ou jus d'herbes, les bains, l'opium, un homme muni d'un diplôme peut dire à la face de l'univers, *je suis médecin.* Qui peut percer les profondeurs de l'avenir, et dire combien de temps durera cette damnable routine ?

Mais comme elle laisse couler lentement le malade dans la tombe, il y a toute apparence qu'elle jouira encore long-temps d'une faveur qui se concilie à merveille avec l'intérêt pécuniaire des suppôts d'Esculape.

Il n'y a pas un seul médecin de bonne foi qui ne convienne que la médecine n'ait été jusqu'à ce jour une science purement conjecturale, quoique fondée sur quelques observations. Les plus véridiques d'entre eux avouent que la Nature en fait davantage à elle seule (quand le malade ne succombe pas) que tous les médicamens qui lui ont été administrés. Vingt mille volumes au moins, dont se compose la collection des ouvrages écrits dans les différentes langues sur le grand art de guérir, n'ont contribué, jusqu'à ce jour, qu'à répandre des lumières sur l'anatomie.

On connaît parfaitement toutes les pièces de la merveilleuse machine dite *corps humain*. Tous les os, les moindres osselets ont été décrits avec une précision, une exactitude qui ne laissent rien à désirer. Toutes les veines, les artères, les artérioles, les muscles, les fibres, les fibrilles ont leur nom et jusqu'à leur surnom. La chirurgie y a gagné et est portée jusqu'à son plus haut degré de perfection. Les hommes qui se sont livrés à ces travaux utiles ont bien mérité de la science et de l'humanité. Mais qu'importe à un malade retenu dans son lit par toute autre cause que par fracture, luxation, dislocation ou entorse, une brillante nomenclature et de savantes descriptions ? Que font à sa situation les connaissances chirurgicales, lorsque sa maladie procède d'une cause interne ? La chirurgie est nécessaire, sans doute ; mais combien de circonstances où l'on pourrait se dispenser d'y avoir recours ? Combien d'opérations, aussi douloureuses en elles-mêmes que l'appareil en est effrayant, n'éviterait-on pas, si on voulait se rattacher au principe unique de la *cause* de toutes les maladies auxquelles le corps humain est assujéti ? Combien de bras, de jambes, coupés par suite de plaies et d'ulcères, seraient restés dans leur place naturelle, si tant d'habiles amputateurs eussent mieux compris que le *foyer des humeurs est au centre et non aux extrémités,* et qu'en agissant ainsi, c'est vouloir arracher l'arbre par ses branches ? L'art de traiter avec succès les maladies internes, ainsi que les plaies et ulcères qui proviennent de la même cause, depuis deux mille ans, n'a pas fait un pas en avant ; et l'on peut affirmer qu'il a tourné dans un cercle étroit pour revenir à son point de départ. Honorons Hippocrate et Galien pour les services qu'ils ont rendu à l'humanité ; que les praticiens les consultent à loisir ; mais il est un maître plus savant, plus éclairé : la théorie appuyée sur l'expérience.

CHAPITRE III.

La vérité aux prises avec l'erreur.

Ce n'est pas d'aujourd'hui que l'erreur et l'ignorance ont été en guerre contre la vérité. Cette fille du Ciel n'a jamais attaqué. Sa devise est de se produire dans la droiture et la simplicité du cœur. C'est son caractère distinctif; tel il a toujours été, tel il sera jusqu'à la consommation des siècles. Elle attend de pied ferme ses adversaires; elle ne les provoque pas, elle est trop amie de la paix; mais lorsque, dans l'excès de leur orgueil ou de leur imprudence, ceux-ci se mettent en campagne, suivis d'un attirail guerrier et menaçant, elle songe à résister à l'oppression. Elle s'arme du bouclier de la prudence, et se couvre de l'égide d'une sage circonspection. Elle attend que ses ennemis aient lancé contre elle leurs premiers traits. Quelquefois elle les dédaigne; d'autres fois, avant de se servir des siens propres, elle ramasse ceux de ses ennemis, et les relance contre eux avec plus de force qu'ils n'en ont mis à les décocher.

Quel début amphigourique ! Le lecteur croira peut-être qu'on a voulu jeter des phrases à l'aventure; non. Elles se rattachent à un but; elles serviront à faire connaître la basse jalousie, et les viles et inexplicables intrigues, que nombre de médecins, chirurgiens, officiers de santé, jusqu'à des herboristes, sur divers points de la France, et notamment des villes de Lyon et d'Orléans, ont ourdies pour détruire une méthode de traitement et de guérison, inconnue aux générations antérieures, et contre laquelle ils ont prétendu diriger la force idéale de l'opinion, celle plus réelle des administrations, et en dernières ressources, l'autorité des lois.

Si j'écris pour mes contemporains, je ne fais pas abstraction de ceux qui viendront après moi. Peut-être, dans le nombre de ceux entre les mains de qui cet opuscule pourra tomber un jour, s'en trouvera-t-il quelqu'un qui saura un certain gré à l'homme courageux qui n'aura pas craint de déchirer du haut en bas le voile dont se sont enveloppés ces prétendus conservateurs de l'espèce humaine.

Il existe, entre ces *amis de l'humanité*, une correspondance habituelle et soutenue. Ce n'est pas une franc-maçonnerie, proprement dite; mais c'est quelque chose qui en approche. La qualité de correspondant d'athenée ou de membre de sociétés prétendues savantes, donne ouverture à des relations plus ou moins intimes. Il s'y mêle, ou il peut s'y mêler quelquefois des relations d'intérêt général, concernant le corps auquel on a l'honneur d'appartenir, sans trop négliger ce qu'on appelle l'intérêt particulier.

L'éclat de guérisons nombreuses opérées sur

des malades désespérés et abandonnés par les gens de l'art qui les avaient traités, avait concilié à la méthode du chirurgien Le Roy des partisans dans les diverses classes de la société. Le bruit qui s'en était répandu avait été, pour ces médecins, dont la science s'était trouvée en défaut, comme un cri d'allarme. Il se sont bien donné de garde d'attaquer l'hydre à la tête ; elle était couverte d'une écaille que leurs faibles traits n'auraient pas été en état de percer. Parlons sans figure.

Un homme, investi de tous les titres voulus par la loi, n'a-t-il pas le droit d'exercer son état à l'ombre des lois protectrices ? Il peut, en dépit de l'envie, consulter, prescrire, ordonner à tous ceux qui lui donnent leur confiance, tels médicamens qu'il juge nécessaires. Sa juridiction ne connaît ni borne, ni limite. Il peut adresser ses consultations à tout malade qui les réclame, fût-il aux antipodes. Il peut faire préparer, par tel pharmacien qu'il juge à propos de choisir, les médicamens estimés nécessaires au rétablissement de la santé du valétudinaire qui l'a consulté. Il peut, à sa volonté, les adresser soit directement, soit indirectement, à la personne à l'intention de laquelle ils ont été confectionnés. Voilà de ces principes de droit naturel auxquels nulle loi humaine ne peut porter atteinte.

CHAPITRE IV.

Exposition d'une vérité fondamentale.

La Grèce antique a produit de grands génies; des hommes qui ont répandu de vives lumières sur les divers genres de science et d'art auxquels ils se sont appliqués. A ce titre ils ont acquis des droits à notre reconnaissance et à notre estime. Mais prétendre que les anciens n'ont rien laissé à découvrir à ceux qui devaient, dans le laps des siècles , ne venir que long-temps après eux, ce serait commettre une injustice envers l'espèce humaine et vouloir paralyser la faculté que l'homme a reçue de celui qui est l'auteur et le principe de tous les dons. La philosophie d'Aristote, qui pendant des siècles entiers a été uniquement et universellement admise et enseignée dans nos écoles, a disparu à la lueur du flambeau que les Galilée, les Descartes, les Newton, ont fait briller aux yeux de leurs contemporains. Les vives lumières qui jaillirent de toutes parts dissipèrent les ténèbres épaisses dont la science était enveloppée. A la voix de ces hommes supérieurs en leur genre à tout ce que la Grèce avait produit, l'ignorance frémit, elle se coalisa avec l'envie qu'elle appela à son secours; elle fit tout pour circonvenir l'autorité; et si les monumens historiques les plus incontestables ne déposaient sur un fait de cette importance, sous le plus beau règne de nos rois, dans le siècle de Louis XIV, on eût vu la doctrine du philosophe de Stagire maintenue en vertu d'un grave arrêt du Parlement, qui était alors le suprême tribunal. Tant il est vrai de dire que ceux qui font des lois sur des objets étrangers à leurs lumières sont exposés, non seulement à l'erreur, mais encore à se couvrir d'un ridicule dont rien ne peut les laver aux yeux de la postérité. Rien n'empêcha toutefois que par suite des trames ourdies, et des persécutions suscitées par leurs ennemis, Descartes n'ait été forcé de quitter sa patrie et d'aller mourir dans une terre étrangère; que Galilée n'ait été précipité dans les cachots de l'inquisition, que ses mains n'aient été chargées de fers pour avoir enseigné une doctrine alors taxée d'hérésie, et reconnue aujourd'hui comme une vérité démontrée d'après toutes les observations astronomiques.

Plus heureux parmi les médecins que ne l'a été Aristote parmi les philosophes de l'avant-dernier siècle, Hippocrate a conservé un crédit, une espèce de pouvoir qu'on n'a pas craint d'enlever au précepteur du vainqueur de l'Asie. On serait tenté de croire qu'Atropos avait exclusivement, et pour jamais, remis ses ciseaux dans ses mains. C'est Hippocrate que l'on cite, toujours Hippocrate : on ne jure que par Hippocrate. Commande-t-il de répandre le sang jusqu'à l'eau rousse, il est aveuglément obéi. A la vérité, l'instrument acéré et tranchant n'est plus aussi souvent déployé sous les yeux du malade, ou du valétudinaire ; mais de sales reptiles sont là, tout prêts à sucer le sang de leurs victimes ; et malheur à l'adepte audacieux qui oserait prendre la contradictoire d'un aphorisme ! il serait bientôt écrasé sous le poids des anathèmes des partisans de l'antique routine. Il aurait la douleur de se voir exclu pour jamais de l'honneur de siéger dans ce que nous appelons *sociétés savantes, cercles* et *jurys-médicaux.* Il est si doux, si commode, si agréable de trouver une opinion toute faite : on est dispensé de réfléchir. On suit l'ornière tracée, au lieu de consulter la Nature et de prendre des leçons de l'expérience.

Malgré quelques découvertes utiles, on peut affirmer que, dans ce siècle de lumière, la médecine est restée en arrière, et qu'elle y restera encore long-temps, à moins qu'elle ne dépose ses antiques préjugés et qu'elle n'ouvre les yeux à la vérité qui lui est offerte.

Mais où la trouver cette lumière ? Un homme a paru vers la fin du dernier siècle ; un homme de qui l'on peut dire qu'il semble avoir pris la Nature sur le fait ; eh bien ! cet homme que nous venons de nommer, a osé tenir ce langage à la classe nombreuse des médecins :

« L'art que vous avez exercé jusqu'à ce jour, » cette science qui se rattache de si près à la con-

» servation et au bonheur de l'homme, ne re-
» posait sur aucune base solide. Vous n'avez
» travaillé que d'après des systèmes journelle-
» ment contredits par ceux qui exerçaient la
» même profession que vous, il est temps que
» les systèmes disparaissent pour faire place à
» des principes appuyés sur l'expérience et sur
» les faits. Ce principe est simple comme la
» Nature :

« *Toutes les maladies auxquelles le corps*
» *humain est assujéti dérivent d'une cause*
» *unique.*

« Cette cause, ce sont les humeurs gâtées,
» corrompues, putréfiées qui, en raison de l'in-
» tensité de putréfaction, déterminent des acci-
» dens plus ou moins graves. Tant que vous n'ex-
» pulserez pas le germe des humeurs gâtées et
» pourrissantes, vous ne guérirez jamais personne.
» Allez donc, à l'aide des purgatifs analogues et
» convenables, chercher la cause là où elle est ;
» chassez-la ; si le mal résiste, soyez plus opiniâ-
» tre que le mal ; ne vous rebutez pas aux premiè-
» res tentatives ; ne vous découragez pas ; attaquez
» de nouveau, atttaquez derechef, jusqu'à ce que
» vous ayez triomphé de son opiniâtreté, et que
» votre malade jouisse, sinon de tous, au moins
» des principaux caractères de la santé. »

Quel a dû être l'étonnement de plus de vingt
mille médecins répandus sur la surface de la
France, lorsqu'ils ont entendu proclamer une
vérité de cette importance, et plus amplement

développée dans le Traité ayant pour titre : *l*
Médecine curative du chirurgien Le Roy
Quel a dû être l'excès de leur surprise, lors
qu'un homme ignoré, inconnu jusqu'alors, s'es
avisé de déchirer d'une main hardie le voil
épais des antiques préjugés ? Lorsqu'ils ont en
tendu, d'une extrémité à l'autre de ce vast
royaume, des milliers de malades publiant hau
tement des guérisons de maladies réputées in
curables, qu'ils ne devaient qu'au traitement bas
sur ces principes ? Alors toutes les passions son
montées au plus haut point d'exaspération. Le
partisans d'une méthode aveugle et routinièr
ont poussé les hauts cris, parce qu'ils se son
trouvés blessés dans leurs plus chers intérêts.
Ils ont fait ce que firent les antagonistes d
Harvey, auteur de la découverte de la circulation du sang ; ce qu'ont fait les antagonistes de
Christophe Colomb, après qu'il eut découvert
un nouveau monde. Ils ont cherché à circonvenir l'autorité, à profiter de l'ascendant que
leur accorde une aveugle crédulité ; ils ont menti à l'expérience, à l'évidence, à leurs propres
lumières. Ils ont dit dans leur arrière-pensée :
Périsse l'espèce humaine plutôt que de jamais
démordre, et de rien relâcher de ce qu'ils appellent *los prinoipos*. Accoutumés qu'ils sont à
exercer sur les corps malades une sorte d'empire despotique, ils ont vu avec peine le scep-
tre de la mort prêt à se briser dans leurs mains ;
une savante nomenclature obligée de pâlir de-

vant le gros bon sens d'un simple paysan qui sait lire et qui comprend ce qu'il lit. Dans un dépit secret, ils ont dit, comme les Pharisiens, après la résurrection de Lazare : Que deviendrons-nous ? Nos bénéfices diminuent. Tout le monde court après lui; armons-nous pour la défense commune, et arrêtons, par tous les moyens possibles, les progrès d'une si perverse doctrine.

CHAPITRE V.

Exposé des manœuvres de certains Médecins pour anéantir cette méthode.

Frappés d'un juste étonnement à la vue des malades traités par eux sans succès, et radicalement guéris par l'efficacité d'une méthode nouvelle; humiliés par le témoignage non suspect d'hommes qui leur disaient : « J'étais malade et » bien malade : vous le savez. J'ai suivi la mé- » thode de traitement, telle qu'elle est indiquée » dans le livre qui a pour titre *la Médecine* » *curative du chirurgien Le Roy*, et aujour- » d'hui je suis guéri. » Ces mêmes médecins ont commencé par montrer un peu d'humeur. Dans l'espoir que de tels succès ne se soutiendraient pas, ils ont dit, *il en sera de cette méthode comme de tant de prétendues découvertes qui l'ont précédée.* Mais quand un succès n'en at-

tend pas un autre ; lorsque les guérisons se suivent avec une rapidité étonnante, il a fallu opposer une digue à ce qu'ils appelaient le torrent de l'erreur. Dans différentes villes, ils se
sont réunis *collégialement*; ils ont tenu des assemblées, afin de se concerter sur les moyens
d'atténuer le mérite de guérisons dont ils ne
pouvaient contester l'existence. Ils n'osaient pas
dire ouvertement à tel malade guéri, *vous vous
faites illusion sur votre état actuel.* Comment
lui persuader qu'il n'est rien moins que guéri,
lorsque toutes les fonctions animales se font régulièrement, lorsque le sommeil est doux et paisible, lorsqu'il trouve goût aux alimens dont il
fait usage ? Nimporte. On essaiera de le circonvenir, ou l'on insinuera adroitement à ses alentours, qu'une pareille guérison pourrait bien
avoir les plus fâcheux résultats ; qu'une guérison
prompte n'est jamais sans dangers ; que c'est une
témérité d'adopter aveuglément une méthode
repoussée par les grands maîtres de l'art et contraire à tous les principes établis. C'est ainsi
que, profitant de l'ascendant qu'ils exercent sur
certains esprits, ces mêmes médecins ont essayé
de frapper les imaginations faibles, et de substituer de vaines terreurs au sentiment de la santé
sur laquelle il est impossible de se faire illusion.

Cette manœuvre, à l'égard de laquelle se sont
accordés certains médecins presque sur tous les
points de la France, semblait être de nature à
ralentir la marche trop rapide de succès jour

naliers et plus étonnans les uns que les autres. En effet, il est tant d'hommes qui sont bien aises qu'on veuille penser pour eux! Aveuglément confians, quand le Docteur a prononcé, il n'y a plus de réflexion à faire; ils s'imaginent bonnement marcher dans les voies de la Providence, et le médecin sourit tout bas de leur bonhommie, pour ne pas dire de leur aveugle crédulité.

Cependant, malgré l'obstacle des vaines terreurs qu'on s'est efforcé d'insinuer, *l'erreur* continuait de se propager Les campagnes, aussi bien que les villes, profitaient du bienfait de guérisons promptes et radicales. Les visites au-dehors devenaient moins fréquentes; les cabriolets ne broyaient plus, comme de coutume, le pavé des villes; la plupart des pharmaciens, l'herboriste, jusqu'au médecin qui juge d'après l'inspection de l'urine, se prononçaient contre cette méthode, et criaient à qui mieux mieux.

Quelle digue opposer à ce qu'ils appelaient *fanatisme?* C'est, ont-ils dit, une horreur! c'est un scandale! c'est une abomination! aux grands maux il faut de grands remèdes; et qui sait mieux les administrer que ces hommes qui se regardent comme exclusivement en possession du titre pompeux de conservateurs de l'espèce humaine, et qui croient bonnement, ou qui font semblant de croire qu'on ne doit vivre et mourir que sous leur bon plaisir et en vertu de leurs ordonnances?

Ne nous éloignons pas trop de notre sujet.

Quand un malade a été assez heureux pour recouvrer le bienfait de la santé, on tenterait vainement de lui insinuer que sa guérison et son état actuel de santé soient le pronostic assuré d'une rechûte prochaine et inévitable. Lorsqu'il compare son état passé avec son état présent, le sentiment du bien-être le rassure contre les vaines terreurs dont on aurait essayé de le frapper. Non content de jouir du premier des biens terrestres, il semble inviter ses semblables à partager sa joie; et pénétré de reconnaissance pour celui qui le lui a rendu, il publie à haute voix l'efficacité d'une méthode sans laquelle il eût gémi long-temps sous le poids de ses infirmités. La commisération, ce sentiment si naturel à tous les êtres souffrans, le porte à s'attendrir sur le sort de ceux qui, comme lui, sont victimes des souffrances qu'il a endurées. C'est par la fréquence et la multiplicité des guérisons que la vérité a percé malgré les nombreux obstacles qu'elle a rencontrés.

En effet, comment imposer silence à des perclus, à des épileptiques, à des paralytiques, à des gouteux, à des êtres tourmentés des plus affreuses coliques et de diverses autres maladies? Comment recuser le témoignage d'hommes qui ne sont mus par aucun intérêt, sinon par l'amour de la vérité, et qui publient hautement qu'ils sont uniquement redevables de leur guérison à l'efficacité de cette méthode de traitement? En faut-il davantage à des amis du vrai et du progrès des lumières, pour les déterminer à examiner et constater les faits, seul moyen d'étendre la sphère des connaissances utiles ? Mais on aime mieux élever entre soi et la vérité une haute muraille de séparation; il est beaucoup plus simple et plus expéditif de fatiguer l'autorité par des rapports faux et mensongers; de recourir à l'expédient des visites domiciliaires, comme si tout citoyen n'avait pas le droit de donner sa confience à tel médecin plutôt qu'à tel autre; de faire confectionner les médicamens qu'il a prescrit par tel pharmacien qu'il juge à propos de choisir; de conserver ces mêmes médicamens dans sa maison, tant pour soi que pour les siens. Pourrait-il même, chez un peuple policé, exister une loi dirigée contre l'intermédiaire bénévole et obligeant qui, afin de diminuer les frais de transport toujours dispendieux, se concerterait avec ses amis pour leur transmettre, à moindres frais possible, les médicamens que ce médecin aurait fait confectionner pour eux et à leur intention ?

C'est cependant à ce droit si simple et si naturel que certains suppôts de la Faculté ont vainement essayé de porter atteinte. Ne les at-on pas vus dans plusieurs de nos cités, former des conciliabules, fatiguer les magistrats et les chefs des administrations pour arrêter la marche trop rapide d'une méthode qui dérangeait leurs combinaisons ? Jusques dans les tri-

(34)

bunaux, où plusieurs d'entr'eux avaient été appelés pour éclairer la conscience de certains magistrats, n'ont-ils pas menti à la face des lois, en qualifiant du nom *de poison actif* et *très-actif*, des médicamens confectionnés par un homme de l'art, en toute conformité aux règles de la pharmacie ?

Hommes de peu de bonne foi, lorsque vous avez été interpellés sur la nature et la qualité de ce prétendu poison, n'avez-vous pas répondu que vous ne le connaissiez point ? et vous voudriez, sur une allégation aussi vague, aussi dénuée de fondement, aussi odieuse, obtenir une confiance aveugle et illimitée ! Quand la calomnie montre son front à découvert, ses traits ont quelque chose de trop hideux et de trop repoussant pour se concilier des suffrages et faire des prosélites.

Antagonistes aussi ardens que vous êtes implacables, haïssez la vérité, vous en êtes bien les maîtres, personne n'a le droit de vous en empêcher ; mais autre chose est de la haïr et de la persécuter ; autre chose de la détruire et l'anéantir : elle subsistera malgré vous. Plus vous redoublerez vos efforts, plus vous montrerez la faiblesse et l'inutilité de vos moyens. Rien ne peut détruire une vérité de fait et d'expérience, surtout quand elle se rattache à la délivrance des maladies ou des souffrances qui sont le triste apanage de la condition humaine.

CHAPITRE VI,

Dans lequel la vérité précédente est plus amplement développée.

Si la méthode, dont on fait ici l'apologie, ne trouvait des partisans que dans quelque bourgade perdue, ou dans quelques villages obscurs, on pourrait contester l'évidence des faits qui lui servent d'appui. On se croirait fondé à prodiguer ces expressions bannales et plus qu'insignifiantes, à l'aide desquelles on croit avoir tout dit quand on a prononcé emphatiquement le mot *charlatanisme*. Mais lorsque nos plus grandes cités retentissent des cris de la surprise et des acclamations de la reconnaissance, il faut, de gré ou de force, céder à l'évidence des faits. On se contente alors de disputer le terrain pied à pied ; on profite d'une position avantageuse et on s'y tient cramponné le plus long-temps possible, jusqu'à ce qu'on soit forcé de quitter ce retranchement. On se concerte pour trouver les moyens les plus propres à reculer la défaite, tels que le mensonge, la cabale, l'intrigue, l'astuce, la perfidie ; on circonvient l'autorité et l'on ne craint pas d'adopter pour règle de conduite, un adage que l'infâme Machiavel aurait repoussé avec horreur : *la fin justifie les moyens.*

C'est ce qui est arrivé en plus d'un endroit, et notamment dans la seconde ville de France. Lyon et ses environs comptaient par milliers le nombre des malades guéris sans l'intervention, ni la participation des médecins du pays. Grande rumeur, grand tapage, grand scandale! Quel est donc, ont-ils dit, cette espèce de novateur qui, à plus de cent lieues de sa résidence, sur le simple exposé de la situation des malades, de l'origine de leur maladie, s'avise de leur prescrire des évacuans dont l'usage assure, sinon une guérison complète au moins un notable soulagement? Encore, s'il les faisait confectionner par nos pharmaciens, nous pourrions hasarder nos observations; mais ils sont envoyés tout confectionnés par un pharmacien de Paris. Or, voilà ce qui s'appelle *un bouleversement de principes, une violation manifeste des lois*. Frappons l'oreille de l'autorité; appelons-la à notre secours. Tous les jours elle réclame nos services, elle ne verra que par nos yeux, et penchera facilement du côté des usages reçus et des préjugés en vigueur.

Il ne suffit pas de former un plan, il faut attendre du temps et des circonstances les moyens d'exécution; et dans un pays où cette méthode avait obtenu, surtout dans la classe moyenne, une confiance presque générale, l'occasion ne pouvait manquer de se manifester. Ce serait bien le plus étonnant des phénomènes, que, sur le très-grand nombre de malades qui, dans Lyon, là, comme ailleurs, se traitent selon cette méthode, il n'y en eût pas quelqu'un qui payât le tribut à la Nature. Or, c'est sur un de ces malheureux individus, attaqué, depuis environ dix ans, d'une maladie chronique, et qui avait résisté à tous les traitemens ordinaires, qu'ils se sont jetés avec l'avidité des vampires, pour y trouver la matière d'une inculpation également odieuse et mensongère.

Mettons de côté l'échafaudage des expressions dont le journal de Lyon a retenti le premier, et que ses dignes confrères ont répétées à l'envi, et servilement copiées jusque dans le dernier journal de département. Abordons le fond de la question en discutant le fait.

D'après l'autorité, dit le journaliste, il a été procédé à l'ouverture du cadavre d'un nommé *Jolivet*, mort subitement à l'âge de quarante-cinq ans; et les médecins ont déclaré, dans leur procès-verbal, que cette mort subite devait être attribuée à l'action d'un purgatif très-violent, d'un nommé *Le Roy*. Bien entendu que les qualifications d'empyrique, de charlatan, ne sont pas épargnées, et le tout est saupoudré d'une dose d'expansion philantropique qui laisse entrevoir que l'amour seul de l'humanité leur impose l'obligation, le devoir sacré de prémunir les malades contre la violence de ces remèdes *secrets*, distribués *clandestinement, en contravention* aux lois, et sans le *concours* d'un médecin *prudent* et *éclairé*.

Cet article, dans lequel il est facile de reconnaître la touche d'un suppôt d'Esculape, donne ouverture à diverses observations. L'individu est-il mort pendant l'action du remède, ou un certain laps de temps après en avoir fait usage? C'est ce qu'il importait au public de savoir. Mais personne n'ignore qu'il n'y a ni heure ni moment qui ne puisse être témoin de notre fin. Après avoir monté l'imagination d'une famille contristée par la mort de son chef (chose plus facile à faire que de guérir un malade), on arrive en nombre compétent. Plus le cortège est nombeux, plus l'impression est vive et profonde sur l'esprit d'un crédule vulgaire. Docteurs en médecine et en chirurgie, élèves portant comme en triomphe leurs instrumens, officiers publics ouvrant ou fermant la marche. On procède à l'ouverture du corps du défunt; on verbalise ensuite en termes plus ou moins scientifiques; on voit tout ce qu'on veut voir, et même ce qui n'est pas. C'est, à proprement parler, la bouteille à l'encre. On fait observer à tel agent du pouvoir délégué *ad hoc,* que tel viscère racorni, abcédé, obstrué, ne peut l'être que par telle ou telle cause. On se raccroche à tout. Une goutte de sang extravasé sous le scalpel inexpérimenté de l'élève admis à l'honneur d'opérer sous les yeux des matadors de la Faculté, devient un argument péremptoire et démonstratif pour des hommes qui ont juré d'avance de faire un rapport dans le meilleur sens de leurs intérêts. On clôt le procès-verbal, dans lequel on n'a pas honte d'assurer que la cause, là grande cause, l'unique cause de la mort de l'individu se rattache à l'usage qu'il a fait des médicamens dont il est question, quoique prescrits et confectionnés par des hommes revêtus du titre voulu par la loi.

Ce serait bien le cas de demander ici à ces prétendus amis de l'espèce humaine s'ils ont la présomption de penser qu'ils seront crus sans examen et sur parole, et que tant de milliers de malades, guéris sous leurs yeux comme sur tous les points de la France, passeront tout-à-coup de la reconnaissance à l'ingratitude ? Quoi ! les plus habiles médecins craignent de se compromettre quand ils sont appelés juridiquement pour constater la cause de la mort d'un individu, soupçonné mort par l'effet du poison ? Ceux d'entre eux qui ont puisé aux vraies sources de la science avouent, (à moins que le poison n'existe en nature dans la capacité de l'estomac), qu'ils n'ont plus de guide sûr quand une fois il a passé dans la circulation, parce qu'alors ils en perdent la trace. Rien n'a empêché cependant, que d'un ton qui ne convient qu'à l'envie de nuire, ils n'aient crié bien haut *à l'empoisonnement*. Ils ont vu...., quoi ? un cadavre et rien de plus. Du poison !... Peut-on voir ce qui n'existe pas ? Si ces calomniateurs déhontés voulaient tirer parti des connaissances chimiques, dont, en mainte occasion, ils font un si pompeux étalage, qui les empêcherait de décomposer ce prétendu poison et d'en faire connaître la nature et les dangers ? Ils l'ont fait ; et le ré-

sultat de leurs opérations, là où l'épreuve a été
tentée, n'a abouti qu'à confirmer la déclaration
que fait l'auteur auxpagés 80 et 81 de la 5e. édition de son ouvrage. Si, ainsi que vous vous en
targuez aux yeux d'un sot vulgaire, vous avez pénétré dans le sanctuaire de la chimie, vous auriez
dû y apprendre que les poisons tuent et ne guérissent jamais personne. Vous pourriez lui faire
ce reproche, et il l'aurait justement mérité, si,
se conformant à la mode nouvellement adoptée,
il eût fait avaler, à quelques-uns de ses malades,
la noix vomique ou la pierre infernale, comme
un spécifique salutaire. Toutefois donc que dans
les journaux, que vous avez su mettre dans vos
intérêts, ou dans les cercles peu instruits où vous
exercez une domination qui ressemble un peu au
despotisme, vous avez accrédité ce mensonge,
vous prouvez à l'homme à qui il faut tout autre
chose que des paroles, que vous n'avez vu qu'à
travers le prisme trompeur de l'intérêt froissé et
de l'orgueil humilié.

Convenez que vous détournez les yeux, quand
vous rencontrez dans les rues des ci-devant malades que vous n'avez pu guérir et qui se portent bien. Convenez encore que vous n'aimez
point à voir un *déficit* dans vos bénéfices, ni
une diminution dans la clientelle. On a un train,
un état de maison. *Item*, il faut vivre, fût-ce
aux dépens des pauvres malades; et le médecin
ne vit pas avec ceux qui se portent bien.

Il me semble entendre des divers points de

la France plusieurs milliers de malades infructueusement traités d'après vos ordonnances, vous
adresser en ce moment ce langage :

« O vous, qui êtes les auteurs de cet inique
» rapport, rentrez un moment dans vos cons-
» ciences, et veuillez bien nous assurer que c'est
» le pur amour de l'humanité qui vous a inspiré
» cette démarche. Lorsque les cent bouches de
» la renommée ont répété vos calomnies, à l'en-
» vi, pour ainsi dire le même jour et à la
» même heure, pourrez-vous venir à bout de
» faire croire qu'il n'y avait pas là un concert,
» un accord, un pacte de société ? N'est-ce
» pas ici l'occasion d'appliquer cet adage qui
» n'a rien perdu de sa vérité ni de sa franchise
» pour avoir traversé des siècles : *nimia præ-*
» *cautio dolus*. L'excès de précautions est la
» preuve de la fourberie. Avec, ou sans raison,
» vous avez cité l'exemple d'un homme mort
» subitement. Mais pourquoi ne citez-vous pas
» de même des milliers de guérisons opérées
» dans Lyon et ses environs, sur les malades
» que vous aviez abandonnés, et dont l'exis-
» tence prolongée sous vos yeux est la preuve
» non équivoque et subsistante de l'insuffisance
» de vos moyens, mis en parallèle avec ceux em-
» ployés par l'auteur de la *Médecine curative* ?
» Vous voulez que nous ne vivions que sous
» votre bon plaisir. Soit, nous nous y soumet-
» tons ; mais du moins remplissez votre mission.
» Faites-nous vivre, en nous délivrant des in-

» firmités qui nous conduisent au tombeau,
» ou au moins en allégeant ce fardeau si péni-
» ble à porter. Si cette tâche excède vos facul-
» tés et vos forces, ah ! du moins laissez-nous
» nous guérir à notre guise, et ne venez pas
» troubler notre tranquillité, en nous effrayant
» par des terreurs imaginaires, en nous me-
» naçant des effets terribles qui doivent suivre
» notre guérison ; en faisant retentir sans cesse
» à nos oreilles les mots de *poison lent*, *poison*
» *actif*, selon qu'il vous importe d'user de ces
» expressions plus ou moins capables d'affecter
» l'imagination d'un convalescent. »

Ce langage adressé littéralement à plus d'un d'entre vous, parce qu'il a retenti dans un trop grand nombre de bouches pour qu'il ne soit pas venu à vos oreilles, a dû nécessairement émouvoir la bile de ces hommes qui n'ont pas toujours le talent de l'expulser des corps ma-lades. Car il est bon d'observer, en passant, que nos docteurs sont souvent très-bilieux, et que, frappés par la maladie, ils sont tout aussi sots et sussi embarrassés sur leur propre compte, qu'ils le sont sur celui des malades qui récla-ment le secours de leurs prétendues lumières. La bile en fermentation porte à la mauvaise humeur ; de la mauvaise humeur à la colère il n'y a qu'un pas. La colère est une passion violente. Que ne pourrait-on pas dire à ce su-jet, d'après les graves et savantes dissertations de vos plus célèbres docteurs, qui nous ont peu

laissé à désirer sur l'influence plus ou moins nuisible qu'elle exerce sur la santé ? Mais ce qu'ils
n'ont que bien légèrement observé, ce à quoi
ils n'ont pas assez réfléchi en ce qui les concerne, c'est que les passions ne raisonnent guère,
ou raisonnent mal. Quand le temps de la grande
effervescence sera passé, ne serait-il pas possible de revenir à des partis modérés ? Serait-ce
faire à nos docteurs, d'ailleurs si doux, si com-
plaisans, si affables, une proposition que leur
délicatesse fût forcée de désavouer, si on leur
disait : Vous vous annoncez dans tous vos écrits
ainsi que dans vos conversations, comme les
conservateurs de l'humanité. Vous vous regar-
dez comme les dépositaires des bonnes doctrines qui se rattachent à ce but essentiel. Ce
serait une injustice criante, après une profession de foi aussi authentique et aussi solennelle,
d'oser croire que vous ayez d'autre intention
que celle de rendre à la classe nombreuse des
malades tous les services qui dépendent de
vous.

Eh bien, MM., nos hospices, où vous exercez une très-haute influence, regorgent de malades de toute espèce. Ce n'est pas vous proposer ici de faire une tentative, une expérience,
quand sur la surface de la France, cent mille
individus guéris, ou notablement soulagés, déposent en faveur d'un procédé que vous sem-
blez dédaigner. Commencez par étudier cette
méthode. Malgré la pénétration de vos sublimes

intelligences, lisez-la trois et quatre fois ; vous finirez par vous en pénétrer, parce que chaque page renferme un trait de lumière, et que ses faisceaux réunis finissent toujours par dissiper les ténèbres des préjugés et de l'ignorance ; faites-en secrètement l'essai. Vous en avez fait tant d'autres, que vous pourriez sans inconvénient faire encore celui-ci. Mais vous repousserez une proposition que les progrès de la science sembleraient devoir vous porter à accepter.

Eh bien, en voici une autre sur laquelle vous vous montrerez peut-être moins difficiles. Dans un de ces hospices confiés à vos soins, quel qu'il soit, prenez dix, vingt malades ; dans ce nombre, faites un choix ; on recevra de vos mains ceux que vous rebuterez, comme présentant trop d'obstacles. Traitez selon vos antiques formules ceux que vous aurez choisis. L'expérience, ce maître des maîtres, ce maître par excellence, et dont vous ne voudriez pas dédaigner les leçons, vous apprendrait, et apprendrait en même temps au public de quel côté seraient les plus prompts, les plus efficaces, et les plus heureux résultats. C'est alors que vous pourriez dire : Nous n'avons repoussé aucun des moyens qui pouvaient nous conduire à la connaissance de la vérité ; nous avons montré que nous étions les amis de l'espèce humaine.

Avez-vous vu beaucoup de ces hommes à qui vous prodiguez les qualifications d'empiriques, de charlatans, vous faire une proposition aussi franche, aussi loyale, aussi en harmonie avec l'intérêt général de la société ?

Eh bien, cette proposition si loyale et si franche, vous ne l'accepterez pas encore. Philantropes de circonstance, pour couvrir votre refus d'un prétexte plus spécieux que solide, vous invoquerez les lois saintes de l'humanité, qui, selon vous, ne permettent pas de compromettre à ce point la vie ou la santé du pauvre, et de l'exposer aux dangers de l'inexpérience et du charlatanisme. Logiciens d'un jour, vous retombez dans le cercle vicieux dont à peine vous êtes sortis. Oui, vos craintes seroient légitimes, si de nombreuses expériences n'attestaient sur tous les points l'avantage de cette méthode ; elles seraient fondées, si une masse de témoignages irrécusables ne venait consolider les étonnans succès dont elle est journellement couronnée.

Vous parlez d'humanité ! Oh ! oui, ce mot dans votre bouche me retrace d'antiques souvenirs. J'ai connu des hommes que leur état appelait au chevet du lit des malheureux, des anges revêtus d'un corps mortel, toujours disposés à procurer à la classe indigente et souffrante les secours de leur talent, et ceux d'une charité compatissante. Ces ames célestes, nées pour le bonheur de leurs semblables, trouvaient dans leurs cœurs généreux un honoraire qui les flattait plus que les dons du millionnaire. Le lit du pauvre était pour eux un autel où ils déposaient une offrande inspirée par la

religion, et que la religion seule pouvait digne-
ment récompenser.

Vous parlez d'humanité ! Oh, j'aime à croire
que vous n'avez jamais retracé l'exemple du *faciamus expérimentum in animâ vili;* (1) que
toujours vous avez respecté les jours du pauvre à
l'égal de ceux du riche. Mais cet amour de l'humanité brille-t-il dans vos yeux d'un éclat bien
vif et bien pur, lorsqu'en entrant dans la cabane
du pauvre, on les voit procéder à un inventaire
qui déconcerterait le commissaire-priseur le plus
expérimenté ? Est-ce l'amour de l'humanité qui
vous fait exiger le paiement à chaque visite, et
qui suspend vos soins dès que le malheureux
cesse de les payer. Combien de fois, avant d'a-
voir procédé à l'exercice de vos fonctions, n'a-
t-on pas entendu sortir de vos bouches ces paroles
vraiment remarquables : *Qui paie la visite ?* Et
ces hommes si cauteleux sur l'article des précautions ont été payés à l'instant, et congé-

---

(1) Muret, un des plus savans littérateurs du 16ᵉ. siècle,
après avoir enseigné avec le plus grand succès dans la province et ensuite à Paris, où le roi François Iᵉʳ. et la reine
son épouse lui firent l'honneur d'aller l'entendre ; se vit
obligé de sortir de France. Il prit le chemin de l'Italie et
tomba malade dans une hôtellerie. Comme ses habits et sa
figure n'annonçaient point ce qu'il était, les médecins appelés proposèrent entre eux, en latin, de faire sur ce *vil
personnage*, l'essai d'un remède qu'ils n'avaient pas encore
éprouvé. En disant ces paroles : *Faciamus experimen-
tum*, etc. ; Muret, épouvanté, se trouva guéri le lendemain par la seule crainte de la médecine.

diés de suite. Est-ce l'amour de l'humanité qui
vous dirige, quand, par des frais excessifs,
énormes, et plus qu'arbitraires, vous réduisez
des familles à demi-aisées à un état voisin de l'in-
digence ? Voilà des abus à signaler à l'autorité ;
des abus bien autrement condamnables que ceux
que vous cherchez à réprimer. Revenez donc tout
bonnement à des principes plus humains, et laissez
se guérir à peu de frais l'habitant de nos villes et
de nos campagnes. Cessez de persécuter les ames
charitables qui s'interposent entre le médecin et
le malade pour leur transmettre ses avis, ou leur
remettre gratuitement, ou au prix de leurs déboursés, les médicamens investis des qualités voulues par la loi, et qui ont en outre la propriété
de rendre aux pauvres malades la santé et la vie.

CHAPITRE VII

*Dans lequel on discute les qualifications in-
jurieuses que certains médecins se sont per-
mises pour anéantir cette nouvelle méthode.*

Il est rare de voir des hommes qui ont le bon
droit de leur côté, se laisser aller à ces mouve-
mens impétueux, à ces injures grossières qui dé-
cèlent le motif secret d'une passion haineuse.
Qu'un médecin titré qualifie du nom de charlatan un intrus dans la médecine, un saltim-

banque, un homme sans aveu et sans qualité, un homme enfin qui s'annonce comme possédant éminemment une science dont il ne connoîtrait pas même les premiers élémens ; en cela il n'userait que d'un droit légitime et que peuvent exercer, conjointement avec lui, ceux-là même qui ne sont pas initiés dans les mystères de l'art. Mais, messieurs, user de ces expressions odieuses envers un confrère, envers un homme titré aussi bien que vous, et cela parce qu'il s'est frayé une nouvelle route dans une carrière où l'on n'avait marché jusqu'à lui qu'en tâtonnant, c'est violer toutes les règles, bouleverser toutes les bienséances ; c'est provoquer à de justes représailles des hommes que l'instinct de la reconnoissance pousse à venger la vérité des injures et des sarcasmes sous le poids desquels vous voudriez l'anéantir. Et lorsque sur tous les points de la France, par la voie des journaux qui vous sont vendus, vous avez sonné une espèce de tocsin contre cette méthode et ses partisans, vous n'avez pas pensé sans doute que, dans le nombre, il pourrait se trouver quelque plume assez passablement taillée pour vous faire sentir l'inconvenance d'un pareil procédé. Vous n'en resterez pas encore là : vous irez plus loin. Vous dévouerez impitoyablement à l'anathème l'audacieux qui prend fait et cause dans une affaire qui devrait lui être étrangère. Si jamais son nom parvient jusqu'à vous, dans vos conciliabules, vous arrêterez de ne jamais lui porter aucun secours dans le cas où il les réclamerait. Il faudra donc qu'il

se détermine à mourir sans vous, dût son voi-
sinage en être scandalisé. Hé bien ! son parti est
pris à l'avance : il mourra sans vous , mais non
pas sans médecine ou sans médicamens. Il sait
que toutes les choses d'ici-bas ont un terme, et
que cette vérité s'adapte et s'applique parfaitement à la vie de l'homme. Quand la méthode
du chirurgien *Le Roy* n'opèrera plus , c'est qu'a-
lors il n'y aura plus d'huile dans la lampe , et
il faudra de toute nécessité qu'elle s'éteigne. Mais
en attendant, quoique je touche à mon quatorzième lustre, exempt des infirmités de cet âge,
grace à l'emploi de cette méthode , trouvez bon
que je fasse usage d'une vigueur sur son déclin,
pour éclairer mes contemporains aussi bien que
ceux qui viendront après moi, et les prémunir
contre de vaines diatribes qu'on pourrait à juste
titre, et sans que vous eussiez le droit de vous en
fâcher, appeler *des impostures.*

Quand vous n'avez pas rougi de qualifier ce
confrère du titre de charlatan, et de celui d'empyrique, avez vous bien pensé que vous disiez à
plus de cent mille Français : Vous êtes des sots
et des dupes , des enthousiastes et des impos-
teurs ; vous vous êtes ligués et entendus avec un
fripon pour feindre des maladies que vous n'aviez
pas ; pour supposer des guérisons qui n'ont existé
que dans votre imagination, et tout cela pour faire
la réputation d'un saltimbanque qui vous a fas-
ciné les yeux, quoiqué la plupart ne l'aient jamais vu et ne le connaissent que par sa corres-

pondance épistolaire. Convenez-en , une telle supposition ne peut trouver faveur que dans des cerveaux offusqués par les vapeurs d'une jalousie sans exemple.

Le chirurgien *Le Roy* est un charlatan, dites-vous. Et les preuves à l'appui de cette assertion, où sont-elles ? On vous comprend ; vous voulez en être crus sur parole. Doucement ; tous les hommes n'ont pas la docilité de vos malades. Permettez-nous, à nous qui n'en sommes pas et qui ne voulons jamais en être, d'examiner d'un peu plus près la question.

Un charlatan, selon l'idée la plus communément reçue, est un faux médecin qui se montre en public, soit sur un char, soit sur un théâtre, pour vendre de la thériaque ou toute autre espèce de drogues ; un homme qui rassemble et amuse la multitude par des tours de passe-passe et de plates bouffonneries pour avoir plus facilement le débit de sa marchandise. Eh bien ! citez le temps, le lieu, où cet homme a parcouru les foires, les marchés, les places publiques. Quand et en quelle ville il a fait annoncer ou afficher son arrivée. Avez-vous vu même son nom dans quelque feuille d'annonces et figurer dans quelqu'un de ces placards qui tapissent les carrefours de la capitale et de nos villes de province ? A ces traits je reconnaîtrais la justesse et l'équité de vos qualifications. Mais comme vous êtes dans l'impossibilité d'administrer ce genre de preuves, vous serez convaincus de fausseté et de mensonge aux yeux de vos contemporains comme au tribunal de la postérité.

C'est un charlatan, dites-vous : bon ! vous n'êtes pas encore désapointés. Mais, depuis quand les charlatans se sont-ils avisés de faire imprimer leurs ouvrages, d'en faire hommage aux représentans d'une grande nation ? ouvrage qui, dans l'espace de quinze années, a eu cinq éditions tirées à plusieurs milliers d'exemplaires. Si un tel médecin est un charlatan, il faut convenir que c'est un charlatan d'une nouvelle espèce. C'est un phénomène assez rare pour fixer vos sublimes attentions. Pourquoi, vous qui êtes si habiles dans l'art de forger de nouveaux mots, n'en avoir pas imaginé un *tout flambant neuf*, pour qualifier une chose si nouvelle ?

C'est un charlatan ! Quel est celui d'entre vous qui ne voudrait l'être à ce prix, et qui dédaignerait une pareille célébrité ? Quel est celui d'entre vos auteurs les plus prônés qui peut se flater d'avoir eu de son vivant cinq éditions de ses ouvrages ? Le public n'est ni sot, ni dupe ; il ne jette pas son argent à la tête du premier venu. Si donc le débit a été si prompt et si rapide, c'est par la raison que les malades étaient bien aises d'avoir leur médecin à leurs côtés et de le consulter au besoin.

Admettons pour un instant que ces considérations, assez puissantes par elles-mêmes, ne soient encore que des préjugés ; au moins conviendrez-vous qu'elles sont de nature à figurer dans la classe des préjugés favorables, pour ne pas dire honorables à celui qui en est l'objet, et que de pareils succès peuvent entrer pour quelque chose dans la balance de l'opinion, aux yeux d'hommes qui savent que des injures ne furent jamais des raisons.

Mais comme vous n'êtes pas hommes à vous rendre à la force d'un préjugé, tant légitime qu'il soit, et que sa qualité d'auteur admis dans toutes les bibliothèques, excepté peut-être dans les vôtres, ne vous fera rien rabattre des qualifications odieuses que vous lui avez prodiguées, il faut que vous ayez pour vous les motifs les plus plausibles et les plus décisifs.

Ah! sans doute cet ouvrage fourmille de principes faux, erronnés; d'explications téméraires, d'applications contraires en tous points à la conservation de l'espèce humaine.

Mais vous, MM., qui êtes, par état, les dépositaires de la science, et les conservateurs des bonnes doctrines, pourquoi ne vous êtes-vous pas armés du fouet d'une sage critique? Pourquoi n'avoir pas foudroyé ce novateur dont la prétendue science devait entraîner de si affreux résultats? Pourquoi, au lieu de ces vaines diatribes dont vous avez infecté les journaux, n'avez-vous pas pris cette même voie pour dissiper l'erreur, et faire connaître à la France abusée les périls d'une méthode capable de multiplier les morts subites sur tous les points de sa surface? Pourquoi n'avez-vous pas exercé la plénitude des droits que donne toujours l'empire de la science et des vraies lumières? Quoi! dans la corporation nombreuse des médecins, chirurgiens, pharmaciens qui couvrent notre territoire, il ne s'est pas présenté un brave champion, un preux et loyal chevalier de la *canule*, pour désarçonner ce novateur et lui faire mordre la poussière? Nul ne s'est présenté dans l'arène pour le combattre à outrance, le forcer à l'aveu de sa défaite, et rabattre l'orgueil de ses prétentions? Direz-vous que de plus de quinze mille exemplaires de cet ouvrage répandus aujourd'hui en France, nul n'est tombé dans vos mains? Vous pourriez le dire, mais on ne vous croirait pas. (1) Pourquoi donc ce silence? Pourquoi nul médécin ne s'est-il avisé de le refuter? Pourquoi nul ne s'avisera-t-il de le faire? C'est qu'une vérité de théorie, quand elle a pour appui, non pas un, non pas mille, mais dix mille faits de

---

(1) Un médecin, visitant un jour un de ses malades, apperçut sur une commode, ou sur un *vuide poche*, un exemplaire de l'ouvrage ayant pour titre la *Médecine curative*. Il l'ouvre; il lit le titre. Eh quoi! dit-il en son accent; sandis! vous lisez ce mauvais livre! oh je vais y apporter bon remède! De suite il le met dans sa poche et il l'emporte. Quel sera le sort de ce livre? Quel sera celui du charlatanisme démasqué? Si jamais l'un et l'autre passent à la postérité, il ne faudra pas en savoir gré aux médecins; ils sont nombreux; ils ont bien des moyens; ils ont le nez par tout.....

pratique, ne se réfute pas aisément. Il faut pour cela autre chose que l'échafaudage des systèmes, étayés d'une vaine et fastueuse nomenclature. Convenez encore que ce silence est une forte présomption qui équivaut, sinon à une preuve démonstrative, au moins à une probabilité du premier genre. Malgré cela vous ne vous lassez pas de lancer les traits de la calomnie. Est-ce que vous ressembleriez à ce fameux personnage de comédie qui disait, *calomniez, calomniez encore, calomniez sans cesse; il en restera toujours quelque chose, ne fût-ce que la cicatrice?* Il y a dans ce bas monde tant d'êtres si faciles à duper que le plus grand nombre sera toujours de votre bord.

Non, quoique vous disiez, quoique vous fassiez, on ne reconnaîtra jamais un charlatan dans l'homme que vous persécutez. S'il était ce que vous dites, vous ne montreriez pas tant de passion, ni tant d'acharnement. Vous le rangeriez dans la foule de ces hommes dont vous ne dites ni bien mal, parce qu'ils travaillent plus pour vous que pour eux-mêmes (1). Mais votre ac-

____

(1) Un vigneron aisé, habitant d'une commune de l'arrondissement d'Orléans, parvenu à l'âge de 68 à 70 ans, commençait à se sentir des infirmités qui sont l'apanage de cet âge de la vie. Comme il s'en plaignait un jour à un de ses consorts, celui-ci lui indique le mode de traitement dont il s'était parfaitement bien trouvé. Le vieillard souffrant, ou valétudinaire, avait en ville un fils exerçant un état plus distingué, au moins en apparence, que celui de

cord, votre parfaite unanimité pour poursuivre à outrance un homme que vous voudriez transporter de votre souffle jusqu'aux extrémités du Japon, est la preuve non équivoque qu'il vous fait beaucoup de mal en faisant beaucoup de bien aux malades qui donnent leur confiance aux principes de sa méthode.

Non, jamais on ne reconnaîtra un charlatan dans celui que vous avez si généreusement gratifié de ce titre; mais on voit quelque chose qui en

vigneron, état qui l'avait mis en certains rapports avec quelques suppôts d'Esculape. Arrivé par hasard, il intervient dans la conversation, entrevoit le dessein de son père, et le conjure, par tout ce que la tendresse filiale a de plus pressant, de ne pas user d'un mode de traitement réprouvé de tous les gens de l'art. Ils en disent donc bien du mal, disait le bonhomme..... Oh! mon père, vous ne vous en faites pas d'idée. Si vous avez résolu de mourir, c'est bien le plus court chemin.... Bon! mais voilà un tel et un tel qui en ont pris et qui se portent bien!.... Oh! qu'ils ne s'y fient pas, ce mieux apparent peut leur jouer un mauvais tour, lorsqu'ils y penseront le moins..... Ça mérite attention, ce que tu dis là : je ne mettrai pas cela en oreilles de lièvres, qui perdent la mémoire en courant.

Le bonhomme, rendu chez lui, fit ce raisonnement : « Si ces remèdes étaient aussi mauvais que le disent les médecins, ils ne soufleraient pas le petit mot, car cela leur donnerait de la pratique. Tous sont déchaînés contre. Il faut qu'il leur fasse du mal; il est donc bon. » Le vieillard en fait usage, et se guérit en huit jours.

Quinze jours après, le fils vint revoir son père, et le trouva dans un assez bon état de santé. Surpris d'un pareil changement, il le félicite et lui en demande la cause. Tu veux le savoir? Eh bien! voilà comme jai raisonné; et voilà ce que j'ai fait... Dis-le à tes médecins.

approche dans ces hommes qui possèdent au suprême degré le talent de se faire prôner; qui
parlent pompeusement d'eux-mêmes et de leurs
prétendus succès; qu'on voit les premiers dans
nos cercles, chercher, par des minauderies étu-
diées, à capter la bienveillance d'un sexe depuis
long-temps en possession de faire les réputations
en cette partie. On voit quelque chose qui en approche dans la conduite de ces hommes qui savent si bien quelle est l'influence d'un certain
faste, et combien en impose une visite faite en
cabriolet, ou dans un brillant équipage. On ne sait
pas comment cela s'appelle en français; mais ceux
d'entre vous qui ont Hippocrate dans leur bibliothèque, et qui, parlant souvent grec en notre langue, sont supposés entendre l'idiôme dans lequel il
a écrit, y trouveront en toutes lettres le nom qui
qualifie la chose.

Ouvrez donc enfin les yeux, et cessez de prodiguer sans raison, comme sans mesure, à un
confrère qui vous a mis sur la voie de la vérité,
des qualifications que l'instinct moral devrait repousser du fond de vos cœurs. Pour vous avoir
fait connaître la *cause*, la vraie, l'unique cause
des maladies, il ne recueillerait de votre part que
des sarcasmes et des injures! Quel autre avant
lui a découvert et enseigné cette vérité? Com-
pulsez vos annales, parcourez les fastes de l'histoire des infirmités humaines, et faites connaître
le nom de celui qui l'aurait proclamée le premier.
Allez, mettez sur pied tous les furets de biblio-

thèques; l'honneur de la découverte lui restera, parce qu'il appartient à lui seul. Il nous a dit que les humeurs gâtées, pourrissantes ou corrompues étaient la cause de la mort de tant de victimes qui périssaient, les unes à l'aurore de la vie, les autres au tiers ou au milieu de leur carrière'; et en témoignage de reconnaissance, il ne reçoit que d'odieuses qualifications. Il croirait les mériter, si, comme tant d'autres, il avait livré à l'impression et publié des états et des listes des guérisons nombreuses qu'il a opérées. Les matériaux ne lui auraient pas manqué. Malgré l'embarras du choix, il eût pu en former d'épais volumes; mais il a dédaigné ce vain faste qui n'est pas toujours à l'abri du soupçon. Il a laissé à la commune renommée le soin de le faire connaître; il a voulu n'en être redevable qu'aux acclamations des malades reconnaissans qu'il a traités et guéris.

Mais puisque vous êtes si généreux et si prodigues de qualifications, quel nom donnerez-vous à ces légions de jeunes écervelés, échappés de nos hôpitaux, où ils ont à peine appris à panser une plaie, et qui comme un torrent dévastateur se sont répandus dans nos bourgades et dans nos hameaux? Les sauterelles de l'Egypte n'occasionnèrent jamais un semblable dégât. Vrais suppôts de l'ange exterminateur, avec leur lancette, leur scapel et le diplôme qu'ils ont reçu de vous, ils tranchent, ils coupent, ils ordonnent à temps et à contre-temps, confectionnent sans discernement des médicamens dont ils ignorent souverainement la nature et les effets, ou en abandonnent le soin à une domestique ignorante : et voilà les beaux présens que vous faites à la société, dont vous prétendez être les conservateurs. Le point essentiel, c'est d'opérer le versement de la somme préfixe dans la caisse de la communauté. *Scientia post nummos*. L'adepte, parchemin en poche, choisit le local où il croit que la fortune et l'intrigue lui présenteront les chances les plus avantageuses; et voilà mon homme médecin. En vérité, si ceux qui se donnent pour les dépositaires de l'art de conserver l'espèce humaine, ne sont pas les plus injustes, au moins sont-ils les plus inconséquens des hommes.

CHAPITRE VIII.

La médecine telle qu'elle a été exercée jusqu'à ce jour, offre-t-elle des garanties à la société ?

Un art qui ne repose que sur des conjectures, de l'aveu de ceux qui l'exercent, peut-il offrir à la société autre chose que des conjectures pour garantie ? Et comment celui de tous les arts qui devrait en offrir le plus, est-il précisément celui qui en présente le moins ? A partir de ceux qui se qualifient, ou que la voix

publique range dans la classe des grands maîtres, jusqu'au dernier *médicastre* de village,
je ne vois de différence entre les uns et les autres
qu'un peu plus, un peu moins de ce jargon
scientifique avec lequel on jette de la poussière
aux yeux d'un vulgaire ignorant. Le médecin
de ville, appelé dans la maison du villageois
malade, réforme, corrige quelque chose aux
prescriptions du chirurgien de village, remonte
dans son cabriolet, après s'être bien fait payer,
et donne aux parens du malade cette dernière
consolation : *Il est possible qu'il s'en réchappe;
c'est dommage que j'aie été appelé si tard.*
Mais cette *échapatoire* n'est rien moins qu'une
garantie, tandis qu'il n'est pas un seul état dans
la société qui n'en offre plus ou moins de la part
de celui qui l'exerce,

Pauvres malades ! outre le poids des douleurs
et des infirmités que vous ressentez, êtes-vous
donc condamnés à subir aveuglément la loi du
caprice et de l'ignorance qui spéculent sur la
durée de vos souffrances ? Que demandez-vous
à votre médécin ? la guérison. Quels recours
exercerez-vous contre lui, s'il ne vous la pro-
cure pas; si même vous succombez sous les
coups du mal, ou sous ceux de son impéritie ?
Aucun. La loi en main, il viendra sommer vos
héritiers de payer, sans marchander, la somme
qu'il a fixée pour vous avoir conduit au tombeau : et voilà la garantie qui vous est offerte.
Est-ce bien celle que vous présente l'archi-

tecte, l'entrepreneur que vous chargez de construire ou de réparer votre habitation ? Si l'édifice dont la construction ou la réparation lui sont confiées n'est point bâti ou réparé selon les règles de l'art, la faute est pour lui; il est tenu aux frais de reconstruction et aux dommages qui sont la suite de son impéritie. Un peintre, chargé de faire un portrait, le gardera pour son compte, s'il n'a pas saisi la ressemblance. Le moindre de nos artisans est responsable de son ouvrage; et s'il n'a pas rempli l'intention de celui qui l'a commis, ou l'ouvrage reste à sa charge, ou il est exposé à une réduction considérable.

Mais, où nous conduiront ces prétendus principes, et peut-on dire qu'ils soient applicables dans l'espèce ? Suspendons-en le développement; l'application pour avoir lieu plus tard n'en sera peut-être pas moins judicieuse. Revenons au point de la question principale, le défaut de garantie.

Quelle garantie nous offre cette foule de jeunes gens se lançant dans la société avec un diplôme qui leur donne droit de vie et de mort sur les membres qui la composent ? des études, des examens, des degrés obtenus dans nos académies. Fort bien; admettons pour un instant que l'amphithéâtre de l'école les voye aussi souvent, aussi fréquemment que celui des *Variétés amusantes*; que le scalpel et le bistouri, toujours en mouvement, les aient mis à portée de connaître le jeu des muscles, l'action de chacun d'eux, les moindres fibres, les fibrilles, les artères, les artériolles et léurs situations respectives, leur correspondance mutuelle, leurs communications. Tout cela est beau, tout cela est admirable. On peut parler pendant trois ou quatre heures de suite sur ces sortes de questions un peu oiseuses, faire parade de mémoire ou de facilité dans l'élocution, sans pour cela en être beaucoup plus avancé dans le grand art de guérir.

Ajoutons à ces connaissances anatomiques un cours de chimie; car il faut qu'un jeune médecin, en quittant les bancs, puisse dire qu'il a suivi les cours des grands maîtres. Eh ! de quel front oserait-il se présenter dans les cercles, sans avoir toujours disponibles au besoin les termes d'*alkali fluor*, de *gaz azote*, de *moffète*, etc., etc.

Plus, une légère teinture des systèmes de Linnée et de Jussieu sur la classification des plantes, et pour complément un cours de médecine clinique dans un de nos premiers hôpitaux.

Or, il est bon que chacun sache ce que veulent dire ces mots *médecine clinique, professeur de médecine clinique*. La médecine clinique est celle qui s'exerce au chevet ou près du lit d'un malade; et celui qui l'exerce ou qui la pratique dans nos hôpitaux, suivi d'un certain nombre d'élèves, est un professeur de médecine clinique. Aussi leste qu'un capitaine de hussards, le professeur parcourt en un clin d'œil les cinq rangs de lits d'une salle à perte de vue. Les élèves protégés sont le plus près, ainsi que cela doit être ; les autres suivent de loin et n'entendent que la moitié des choses. Leurs pauvres tablettes ne présentent que l'esquisse de prescriptions informes : il faut remplir les lacunes, tant bien que mal. Le docteur tâte le pouls de celui-ci, trouve de la fièvre, ordonne la tisanne et la diète ; il fait montrer la langue à celui-là, et prescrit un purgatif pour le lendemain ; à l'un, les vessicatoires aux bras ; à l'autre, la moutarde aux pieds ; à quelques-uns, la demi-ration ; à quelques autres (quand il a encore un peu de religion), les derniers sacremens. Pauvres humains ! pauvres malades (1)!

---

(1) Un certain professeur de médecine-clinique, faisant sa visite dans l'Hôtel-Dieu d'une de nos bonnes villes de province, avait déjà parcouru un demi-rang de lits, où gissaient de pauvres malheureux qui n'attendaient que la santé ; et cet homme de l'art n'avait rien prescrit.

La religieuse, gardienne de la salle, qui l'accompagnait à l'effet de recueillir ses prescriptions ou ordonnances, se permit de le faire sortir de sa rêverie et de son état de distraction, en lui disant qu'elle attendait ses ordres relativement aux malades dont il avait tâté le pouls, et à qui il avait fait exhiber la langue :

Pardon, Madame, ou ma chère sœur, j'étais profondément occupé de la composition d'une pièce de vers dont je dois, ce soir, faire lecture à la réunion qui aura lieu chez le préfet.

Dieu nous garde de médecins entichés de la manie des vers, ou de la métromanie !

Après de telles leçons données ou reçues avec tant de précipitation, quel est donc le jeune médecin assez hardi pour se présenter de son chef an lit d'un malade, et dicter des prescriptions ? Est-ce avec une armure aussi légère qu'il oserait s'avancer pour combattre la mort; et croit-on qu'elle dût beaucoup appréhender un champion de cette espèce ?

Vos études du premier âge de la vie ne présentent donc aucune garantie suffisante à la société.

La trouvera-t-on dans vos examens ? Qui, mieux que vous, est capable d'en sentir et d'en apprécier la nullité ? Que demandent de vous vos examinateurs ? Un peu de science (car il ne faut pas être injuste), mais l'argent n'est pas là, plus qu'ailleurs, un meuble inutile. On sait parfaitement que tel nombre d'adeptes, on d'aspirans aux degrés voulus par la loi, rapporte tant par sémestre ou par année; qu'il est mieux d'user d'indulgence que d'une trop grande sévérité, et qu'il doit y avoir avec la Faculté des accommodemens (1).

---

(1) Dans une ville où il existe un collége médical de réception pour les jeunes adeptes ou aspirants, au droit d'exercer l'art de guérir, un jeune élève ayant fait d'assez bonnes études, se présente à l'examen; il se permet de citer en latin quelques passages de Galien, à l'appui de ce qu'il avançait. Le chef du collége, un peu rouillé sur cette partie, soit qu'il n'eût jamais appris cette langue, soit que

Il fut un temps (et il n'est pas fort éloigné) où l'interruption des études dans nos colléges avait mis les vieux docteurs dans le cas de relâcher quelque chose de la rigueur des formes antiques. La langue latine était jadis la seule admise et avouée dans les examens. Pour raisons connues on y a dérogé; mais on a cru qu'il était de la dignité de rappeler les anciens usages et de se souvenir que la langue des anciens maîtres du monde ne serait déplacée, ni dans les thèses publiques, ni dans les examens; qu'elle contribuerait même à donner du relief au nouveau mode de réception. Qu'est-il arrivé? Les thèses, autrefois écrites et soutenues en latin, aujourd'hui sont écrites et soutenues en français; mais par respect pour l'ancien usage, on place à la fin cinq à six aphorismes d'Hyppocrate, d'après la version ou traduction qui en a été faite. Le texte original est bien là où il il est; dans la poussière des bibliothèques.

___

le défaut d'usage lui en eût fait perdre l'intelligence, l'apostropha en ces termes :

« Jeune homme, nous voyons bien que vous êtes solide» ment instruit : nous sommes amplement satisfaits. Vous » êtes reçu, et bien reçu. Sous le plus bref délai, votre di» plôme vous sera expédié. » Il ne faut pas demander si le collége médical fut de l'avis de M. le président.

Un certain professeur en médecine, disait un jour à un jeune homme qui pendant son cours d'études, s'était livré à des amusemens qui n'étaient pas en harmonie avec l'état de médecin : « Je connais votre père ; il est de mes amis, vous lui avez dépensé beaucoup d'argent. Aujourd'hui que vous êtes reçu Docteur, j'espère que vous étudierez la médecine.... » Avis au lecteur qui réfléchit !

Un jeune docteur, qui, le plus souvent, ne sait pas un mot de latin, revient dans sa province; il inonde le local où il a résolu de fixer sa résidence, d'une dissertation imprimée chez Didot, en beaux caractères, sur papier vélin. L'ouvrage est trop mince pour mériter les honneurs de la reliure; mais un beau papier, couleur de rose, excite, pique la curiosité. On veut voir ce qui est renfermé sous une si jolie enveloppe.

L'opuscule est répandu dans les châteaux circonvoisins; les maires et adjoints des communes environnantes ne sont pas oubliés; les curés du canton reçoivent aussi l'hommage de l'auteur et celui de sa scientifique production.

On serait tenté de croire que ces thèses présentent à l'esprit du lecteur un ensemble de vérités utiles, de celles qui se rattachent à la conservation des hommes. Détrompez-vous; une proposition sèche, isolée, qui ne tient à rien, ou à bien peu de choses : ne cherchez rien au-delà.

Une oscillation d'idées, un balancement d'opinions incertaines et vacillantes; une nuée d'auteurs anglais, irlandais, écossais, allemands, teutons, partagés d'opinions et de sentimens, dont les uns sont pour le *oui*, et les autres pour le *non*. Voilà le tableau que nous offrent les thèses de cette foule de jeunes gens qui, journellement, affluent de la capitale dans nos petites villes de province.

Plus, une belle et brillante dédicace. Autrefois c'était à des personnages plus au moins mar-

quants, plus ou moins distingués par leurs emplois, par leurs talents, etc. Aujourd'hui tout est
changé. C'est à mon ami, c'est à ma sœur, c'est
à ma tante, c'est à mon père adoptif, c'est à mon
cousin, c'est à un enfant au berceau ; bientôt ce
sera à ma commère.

Que de choses plus étonnantes encore ! Lors
de la nouvelle organisation, on a vu des hommes
pétris de gloriole et d'une sote vanité, qui, las
de porter le titre de simple chirurgien, dont ils
s'étaient régardés comme bien honorés pendant
nombre d'années, ont porté plus haut leurs prétentions. Le titre de *docteur* en médecine a quelque
chose de si doux, de si flateur à l'oreille, et que
ne fait-on pas pour l'obtenir ? En conséquence,
ils ont fait le voyage de la capitale ; ils n'ont pas
rougi de faire imprimer des thèses. Ils ont mis, à la
suite, la petite *rocambole* en latin, dont ils igno-
raient les premiers élémens : ils les ont distribuées
avec une profusion digne de pitié, dans la même
ville où leur ignorance en cette langue était connue,
et sont revenus après huit jours d'absence, investis
du titre fastueux qu'ils avaient si fort ambitionné.

Vos titres et vos diplômes ne présentent donc
à la société qu'une garantie illusoire. Or, une garantie qui n'offre que des illusions n'en est pas une.

Admettons cependant que cette foule de jeunes
gens qui, de la capitale, se répandent dans les
provinces y apporteront avec eux le désir et le
goût des bonnes études ; que, débarrassés du tu-
multe d'une grande ville, ils se livreront dans le

silence du cabinet à cette application de laquelle
résulte, ou doit résulter le plus grand avantage
de ceux qui leur accorderont leur confiance ;
qu'ils compareront méthode à méthode, les principes de ceux - ci avec les principes de ceux - là.
Mais on brûle du désir de se faire connaître ; le
mérite obscur et caché n'est pas un mérite, il
faut de toute nécessité se produire au grand jour.
Quand on est obligé de vivre avec le monde, il
faut bien s'en approcher. Soit ; mais il y a rapprochement et rapprochement. Est-il bien nécessaire de voir un médecin figurer aux premières
loges de nos spectacles, et s'ériger en juge de
nos acteurs et de nos pièces de théâtre ? Un médecin dans un bal, il y a soixante ans, eût été
une vraie caricature ; aujourd'hui, s'il est beau
parleur, joli cavalier, il en fait un des principaux
ornemens. Est-ce bien au spectacle, ou dans un
bal qu'on apprend à repousser les traits de la
maladie ou de la mort ?

La société trouve-t-elle dans de tels hommes
des garanties suffisantes ?

Dans une question aussi délicate et qui met
en évidence de petits mystères qu'on aurait voulu
couvrir d'un voile impénétrable, il faut s'attendre
à essuyer un peu de la mauvaise humeur de
ces hommes qui ne verront pas sans peine le
miroir de la vérité réfléchissant trait pour trait
toutes les manœuvres, les tours de passe-passe et
les petites ruses de la profession. Assez long-
temps ils ont abusé de la simplicité d'un crédule

vulgaire ! notre attachement à la vie est la base de notre confiance en eux, et souvent de leur réputation. Car si, par suite des efforts de la Nature, le malade survit aux atteintes d'une maladie grave, on ne manque pas d'en attribuer l'honneur au médecin et aux nombreuses visites qu'il a faites. Et en cela nous leur donnons une preuve de crédulité qu'ils sont bien éloignés de partager.

Censeur importun autant qu'exagéré, vous vous figurez donc qu'un médecin tient dans ses mains les destinées des hommes, et qu'il est l'arbitre de la vie et de la mort ? Non, je sais que la vie et la mort sont dans les mains de Dieu; mais je sais aussi que la vie peut être prolongée, et la mort écartée par les moyens que suggère un médecin habile et expérimenté. Nul ne peut se soustraire à la loi de la destruction. Elle est portée contre tous, il faut que tous la subissent. Cependant, quoique la mort soit naturelle à l'homme, en ce sens qu'il doive nécessairement subir sa loi, ne peut-on pas reconnaître que toute mort qui arrive avant la vieillesse ou la décrépitude est contre Nature, et que les ressources de l'art peuvent avec succès être dirigées contre la cause qui la produit ?

Vous êtes intimement convaincus de cette vérité. Lorsque vous avez embrassé cet état de préférence à tout autre, c'était là sinon votre unique, au moins une de vos principales pensées. Pourquoi le malade frappé d'une maladie aiguë ré-

clame-t-il votre secours ? Pourquoi cédez-vous
à ses instances, lorsqu'il vous a témoigné le désir
de vous voir près de lui ? Cette démarche mutuelle, cette identité d'intentions, n'est-elle pas la
preuve convaincante qu'il y a des remèdes contre
la maladie qui pourrait produire une mort prématurée ? Mais si, flottant dans le vague des conjectures, vous laissez à une Nature trop encom-
brée par le poids des humeurs, ou affaiblie par
des causes qu'il ne s'agit pas d'énumérer, le soin
trop pénible de se débarrasser elle-même, en
n'usant que de vains palliatifs, dont le principal
mérite est de ne faire ni bien ni mal; jamais vous
ne guérirez votre malade. Vous vous éloignerez
encore plus de votre but, tant que vous n'aurez
pas un point de départ fixe, que vous ne connaî-
trez point la route que vous avez à parcourir, et
le but vers lequel vous devez tendre. Vous n'oc-
casionnerez que des désastres, tant que vous ré-
pandrez le sang, ce fluide moteur de la vie, et
que vous proscrirez l'évacuation des humeurs gâtées et corrompues, source des maladies et des
infirmités humaines.

Si donc, en suivant vos antiques méthodes et
des systèmes plus que gothiques, vous laissez
périr vos malades au commencement, ou au milieu de leur carrière, vous contrariez les voies de
la Nature, et vous méritez que chacune des victimes que vous n'avez pas arrachées des bras de
la mort fasse retentir nuit et jour ces terribles
paroles à vos oreilles : *Non sanasti, occidisti.*

CHAPITRE IX.

Projet de garantie offerte à la société.

Des études, des examens, des degrés! Encore un mot. Encore une ou quelques observations : Eh pourquoi ne dirions-nous pas toute la vérité ? Avec des examens, des degrés, des études, le malade n'a qu'une garantie si faible, si faible, qu'on peut l'assimiler à la privation de toute garantie. Cependant il en faut une à la société.

N'y aurait-il pas quelques moyens de rémédier à cet inconvénient ? Il est dans l'ordre des principes de l'équité et de la justice, principes gravés dans le cœur de tout être raisonnable, que l'homme qui consacre sa vie entière à des études pénibles, pour procurer à ses semblables, ou la guérison, ou au moins l'allégement de leurs infirmités, ait des droits légitimement aquis à une existence honorable.

Riches du siècles; doublez, triplez, décuplez même la somme des honoraires en faveur de l'homme de l'art qui vous aura prodigué ses soins. Mais s'il a droit à une rétribution proportionnée au service qu'il vous a rendu; pourquoi n'auriez-vous pas celui de lui adresser ce langage ?

« Vous avez obtenu ma confiance, c'est à

» vous de justifier mon choix. Si vous me ren-
» dez la santé, le plus précieux des biens terres-
» tres ; si vous me procurez un soulagement
» dans les souffrances qui m'accablent, vous
» n'aurez qu'à vous louer de ma générosité. Si
» à ce sujet, vous avez conçu le plus léger
» doute ; tracez vous-même les conditions : je
» les accepte ; elles seront scrupuleusement rem-
» plies. Mais si vous ne me donnez que de vai-
» nes paroles, en lieu et place de la guérison,
» trouvez bon que vos pas et vos démarches
» restent pour votre compte et à votre charge,
» et que mes héritiers ou moi soyons absolu-
» ment quittes envers vous. »

Ce langage dans la bouche d'un malade, d'un valétudinaire, ou de ceux qui peuvent parler en sa place, aurait-il donc quelque chose d'opposé, ou de contraire aux principes des conventions humaines ? Si cette convention paraît dure en soi, ce ne peut être que pour ces hommes qui ne guérissent que par hasard, et qui laissent, à ce qu'ils appellent la Nature, le soin de se débarrasser elle-même. Mais celui qui a le sentiment de la science et de la vérité, sur laquelle reposent les principes de l'art de guérir, ne craindra pas d'accepter une proposition qui est tout à la fois, et la garantie du malade, et la preuve de l'habileté de celui qui se charge de le délivrer du pesant fardeau de ses infirmités.

On ne verrait plus alors tant de malades bercés par de vaines espérances de guérison, qui à la veille de rendre à la terre leurs tristes dépouilles, se flattent encore d'échapper à la loi de la destruction. Un médecin ami de la vérité et de l'humanité, les abandonnerait-il pour cela ? Non. Mais il ne craindrait pas de déclarer à la famille qu'il ne peut administrer au malade que les secours de la médecine, dite *palliative*. On serait assuré qu'il ne le tourmenterait pas par des essais et des tentatives qui n'ont d'autre utilité que d'aggraver ses souffrances, de fatiguer sa patience, et de désoler sa résignation.

O vous tous qui êtes en proie aux infirmités humaines, et qui depuis si long-temps cherchez vainement un état de santé que vous n'avez pu recouvrer; garez-vous, garez même vos héritiers des effets de l'onguent de *Guéritard*. Ce mot en dit assez sans qu'il soit besoin d'y joindre un commentaire.

Toutefois point d'assertion sans preuves à l'appui, car on pourrait dire que des allégations ne sont pas des preuves. Si le fait suivant était contesté, la preuve testimoniale, ou écrite, imposerait peut-être silence aux contradicteurs.

Un certain docteur en médecine, après avoir vu de ses propres yeux dans le canton où il exerçait son art ou son talent, des cures étonnantes, opérées d'après les principes consignés dans l'ouvrage ayant pour titre *la médecine curative*, crut qu'il pouvait faire trêve, au moins

temporairement, avec les préjugés de l'antique
routine. Cet ouvrage était tombé dans ses mains.
Il l'avait lu ; il avait eu le bon esprit de l'apprécier. Cela ne suffisait pas ; il fallait encore
faire quelques pas en avant. Est-il quelque chose
qu'on ne fasse quand on veut véritablement s'instruire et s'éclairer ? Il remonte à la source des
lumières ; il consulte ; il demande les médicamens, pour en user conformément à la méthode
dont il avait goûté les principes.

Pour son coup d'essai, qui fut pour lui un
coup de maître, il en fait usage envers une femme
attaquée d'hydropisie depuis plus de six mois,
avec les caractères les plus alarmants. Ce début
avait quelque chose d'effrayant en soi. Une hydropique qui a résisté à tous les moyens connus !...
En dix jours de traitement, de désespérée qu'elle
était, il la remet sur pied ; il la rend à un état de
santé tel que l'amélioration de son sort surpassa
toutes ses espérances On serait tenté de croire,
après un succès aussi éclatant, que cet homme
de l'art aurait continué à l'égard de ses autres
malades l'emploi du moyen qui lui avait si bien
réussi. Doucement ; il y a toujours l'arrière-
pensée : *Item. Il faut vivre.*

On dira, voilà bien un homme amené à la connaissance de la vérité, un homme véritablement
converti. Oh ! détrompez-vous. Un médecin ne
se convertit pas aisément. Ces Messieurs, qui se
croyent si fortement supérieurs à un ignoble vulgaire, ont une étendue de lumières qui les élève

beaucoup au-dessus de la sphère où nous sommes placés. Ils voyent les choses en grand; ils dédaignent les menus détails. Il faut des années, pour ne pas dire des siècles, quand il s'agit de briser des volontés un peu rebelles; et puis, on est un peu médecin pour soi-même.

> . . . . . *Quid non mortalia pectora cogis*
> *Auri sacra fames ?*
>
> VIRGILE.

On faisait observer, un certain jour, à ce docteur, à moitié converti, qu'il ne faisait pas une très-grande consommation de ces médicamens, dont il avait connu l'efficacité, et l'on inférait de là, contre lui, qu'il n'avait pas une clientelle extrêmement arrondie. Eh quoi! dit-il, vous croyez donc que j'en fais usage à l'égard de tous mes malades... Dieu m'en garde; ... je n'y recours que pour ceux que je ne peux guérir autrement... Que deviendrais-je?

Pauvres malades! vous qui lirez cet opuscule, si tant est qu'il tombe un jour dans vos mains; quel vaste champ pour vos réflexions! Et vous, que les infirmités ou la maladie n'a pas encore atteints de ses flèches aiguës, réfléchissez, et voyez si le système des garanties est un système incohérent, inadmissible. Si les médecins le rejettent, raison de plus pour ne pas vous en départir. Mais quand on est malade ou valétudinaire, on est bien à plaindre; notre raison s'affaiblit; et c'est alors qu'ils exercent toute leur influence, pour ne pas dire toute leur domination, ne tranchons pas le mot. Tout...

Il est prouvé, autant qu'une vérité peut l'être, que l'art de guérir, considéré dans son état actuel, ne présente que de faibles garanties, pour ne pas dire qu'il n'en présente aucune.

L'art de la médecine, ou l'exercice de cette profession, peut-il offrir à la société des mesures de sûreté et de prudence capables de donner, aux membres qui la composent, des garanties préférables aux garanties actuelles ? C'est au lecteur de peser dans sa circonspection et son discernement les observations qui viennent d'être mises sous ses yeux. Qu'il se rappelle ce mot si expressif : *Que deviendrais-je ?*

CHAPITRE X.

Petites ruses et tours d'adresse de nos modernes Hippocrates, pour se soustraire à la censure de leurs contemporains.

Un excellent moyen pour échapper à la critique de ses contemporains, c'est de s'identifier tellement avec eux, que les traits qu'ils s'aviseraient de lancer tombassent à terre avant d'avoir atteint ceux qu'ils voudraient percer des armes du ridicule. Lorsque l'aristophane français s'est

avisé de mettre en scène les médecins de son
temps, il peignit des hommes qui étaient à cent
lieues de leur siècle. C'était moins le vuide et
l'absurde de leurs raisonnemens et de leurs formules, que la bizarerie de leur costume et de leurs
manières qui disposait les esprits à rire à leurs
dépens. Les médecins du temps de Molière étaient
des personnages graves, sententieux, parlant
comme par ressorts. C'était des têtes couvertes
jour et nuit d'un bonnet doctoral; des corps qui
ne se dépouillaient de leurs longues toges que
pour aller au lit. On les voyait dans ce ridicule
acoûtrement montés sur leurs mules, parcourir
pédentesquement les rues de la capitale d'une extrémité à l'autre. Une barbe large, touffue, gri-
sonnante, donnait à leurs faces blêmes et mélan-
choliques un air de vénérabilité; le tout d'après
l'avis et les prescriptions du père de la médecine.
Hippocrate, dans son livre *de Medico*, ne de-
mande-t-il pas dans un médecin un air triste, pen-
sif et mélancolique? *Figuram faciei habeat me-*
ditabundam ac subtristem.

Si Hippocrate revenait aujourd'hui, il ne serait
pas peu étonné de voir ses suppôts disputer d'é-
légance et de futilité avec nos *mirliflores* et nos
incroyables. L'accoutrement des médecins d'alors
ressemblait assez à celui sous lequel on nous peint
les nécromanciens dans la plupart de nos pièces
de théâtre, ou dans la fantasmagorie. Un médecin ne pouvait obtenir la confiance et acquérir
une sorte de célébrité, qu'après que la vieillesse

avait commencé de promener sur sa tête ses doigts appesantis.

Aujourd'hui tout est changé. Un médecin est un homme qui sait son monde. On peut le consulter avec le même succès, et sur une maladie, et sur la mode du jour. Son costume n'a rien que de simple, de naturel, d'élégant. Un peu d'afféterie, à la vérité, dans son maintien ; mais cette afféterie, on la lui passe d'autant plus volontiers qu'elle est accompagnée de plus de grâces. Voyez-le entrer dans l'appartement d'une jeune femme à vapeurs. Rien de sinistre dans son ajustement ; il porte la couleur du jour. L'étranger, qui le voit arriver, le prendrait volontiers pour un ami de la maison, qui s'intéresse bien vivement à la santé de la malade ; et il se méprendrait aisément sur sa qualité, sans la manière gracieuse et presque galante avec laquelle il tâte le pouls. Il se recueille ; il baisse modestement les yeux ; mais un doux sourire est sur ses lèvres. Un *c'est bien,* prononcé avec l'air du contentement, répand un beaume salutaire dans celle dont l'imagination est plus frappée que son corps n'est malade. Pour terminer, on prescrit une pincée de camomille à ajouter à la boisson de la veille. Puis, afin de dérider complètement le front de la malade, comme le docteur est parfaitement au courant de l'anecdote de la veille, et souvent de celle du jour, il les raconte avec cette grâce, cette légèreté qui lui a valu le titre de beau parleur. Il parlera donc politique, mais sans entrer dans les grandes discussions. *Ultra* royaliste avec les royalistes exagérés ; républicain avec les frères et amis du peuple souverain ; ministériel avec les hommes qui ne rêvent qu'emplois et dignités ; jamais homme n'eut moins d'opinion à lui, jamais homme ne sut se faire mieux tout à tous pour gagner ; quoi ? La confiance ? non. L'estime ? pas encore. Quoi donc... ? De l'argent.

Puis, en droit et en raison, on conclut qu'un homme qui parle sur les finances et sur le budget aussi bien que le ferait un premier commis, ou un chef de bureau de la comptabilité ; qui disserte si savamment sur les grands ressorts des gouvernemens, doit être une tête fortement organisée pour l'art qu'il exerce. Si, en outre, il a eu le bonheur de réussir à procurer à une tête malade quelque léger soulagement, oh ! c'est alors qu'on entend retentir les trompettes de la célébrité. Quel homme plus doux ! plus honnête ! plus affable ! plus complaisant avec ses malades ! comme il est prudent et circonspect ! comme il étudie la Nature sans jamais la contrarier ! comme il épie la marche de ses opérations ! Un médicament répugne-t-il au goût, il en prescrit un autre à l'instant ! Il semble qu'il devine, qu'il lit dans la pensée ! C'est plus qu'un simple mortel ; c'est le Dieu d'Épidaure, qui a pris une forme humaine !!! Combien de médecins n'ont dû leur vogue et leur célébrité qu'aux échos des boudoirs ?...

On serait tenté de se demander pourquoi depuis Molière, aucun de nos auteurs, ou poëtes comiques ne s'est avisé de traduire nos médecins modernes sur la scène ? Est-ce que l'aristophane français aurait tellement épuisé son sujet qu'il n'y eût plus rien à glaner après lui ? La mine des ridicules serait-elle tellement épuisée qu'on ne pût espérer d'y trouver encore quelque filon avantageux à exploiter ? Est-ce qu'un auteur comique ne tirerait pas un bon parti de ce docteur musqué qui, en sortant de la chambre d'un malade, se regarde complaisament dans une glace de hauteur, se contemple de la tête aux pieds pour voir s'il ne manque rien à son costume ; descend l'escalier en fredonnant un air d'opéra ; aussi léger qu'un oiseau, il remonte dans son wisky avec une grâce toute admirable ? Est-ce qu'un nouveau Molière ne trouverait pas un ample sujet pour exercer son talent s'il nous peignait ces sociétés provinciales, dites littéraires ou scientifiques, où l'on voit figurer aux premiers rangs tant de médecins, de chirurgiens, de pharmaciens, qui n'ont jamais écrit, ni composé autres choses que des mémoires d'apothicaires, ou fait le relevé des visites chez leurs malades ; qui se targuent, l'un du titre de correspondant d'académie étrangère avec laquelle il n'a jamais correspondu ; l'autre, ajoutant à son titre d'académicien celui de professeur de médecine clinique, ou de correspondant d'Athénée. Celui-ci, tout glorieux de voir son nom buriné dans le journal du département, avec le titre de *météorologiste*, croit déjà le voir attaché avec un clou d'or à la porte du temple de l'immortalité, pour avoir tenu note de la pluie et du beau temps. Celui-là, briguant les honneurs de la célébrité, s'agitant de diverses manières, jusqu'à ce qu'il ait obtenu le brevet d'admisson, qui doit, dans l'annuaire de son département, transmettre aux générations futures ses titres et ses qualités, accompagnées de deux ou trois, *et cœtera.*

Pour un auteur comique, quel portrait à peindre que celui de ce docteur à la démarche compassée, au regard baissé, au maintien modeste, à la voix doucereuse et flûtée, qui dans les assemblées des âmes pieuses, et jusque dans les parloirs de nos couvens, dévoue impitoyablement à l'anathême l'audacieux mortel qui d'une main hardie a déchiré le voile qui masquait les ruses du charlatanisme ? C'est, à l'entendre, une lésion manifeste des lois de la charité chrétienne ; c'est une hérésie monstrueuse et abominable, digne de tous les châtimens du ciel, et de toute la rigueur des lois humaines.

Mais un auteur comique, tant comique qu'il soit, a des ménagemens à garder ; il craindrait de se mettre à dos les potentats de l'ordre, ces affiliés à toutes les sociétés savantes, ces hommes si versés dans la chimie, la botanique, la minéralogie, l'histoire naturelle, qui parlent comme des livres sur toutes les parties des sciences, qui n'ignorent de rien, qui savent tout, excepté l'art de se guérir eux-mêmes, et de guérir leurs semblables. Un auteur comique ne peut ignorer que quand des hommes ont été assez adroits pour indentifier leur cause avec celle de leur siècle, il ne reste plus de moyen de les atteindre. Comment mettre en scène de jeunes esculapes qui sont l'âme et l'ornement de nos sociétés ! Ce serait une horreur, une abomination, une infamie. Ne sont-ils pas de tous nos dîners, de tous nos cercles, de tous nos bals, de toutes nos parties de plaisir ? Ils sont plastronnés de manière à braver tous les traits du ridicule. Ne sont-ils pas les premiers à rire aux éclats aux pièces de Molière, à prendre parti pour le bonhomme contre leurs dévanciers, dont ils sont les premiers à tourner en dérision les formules plus ou moins extravagantes ? Ils ne craignent plus, *dans un siècle de lumière*, d'être traduits sur la scène, tels que des pédans hérissés de grec et de latin ; ils ont su se mettre à l'abri d'un tel ridicule ; et à la réserve de certains mots techniques, consacrés par l'usage, et dont ils savent à propos saupoudrer toute consultation, soit verbale soit écrite, on serait tenté de les prendre pour des membres de l'institut, attachés à la section de littérature française, tant leur langage est quintessencié.

Pauvres auteurs comiques, que votre situation est à plaindre ! autrefois les ridicules de tous les états et de toutes les conditions réssortissaient à votre tribunal ; votre juridiction ne connaissait pas de limite ; mais aujourd'hui le champ où vous pourriez glaner de nombreux épis vous est interdit, sans espoir de pouvoir y rentrer, tant que nos esculapes modernes donneront le ton dans la société ou qu'ils le recevront d'elle. Oui, brisez vos pinceaux, brouillez vos couleurs, jettez au feu votre palette, Molière renaîtrait de ses cendres qu'il ne changerait rien aujourd'hui à nos habitudes, ni à nos mœurs. Quand les préjugés ont poussé de profondes racines dans certains cerveaux; quand ils ont vieilli dans un sol qui leur est propice, la censure, la critique, tant assaisonnées qu'elles soient du sel de l'atticisme, ne produisent plus d'effet. Il en est comme d'un homme à toute extrémité, dont la maladie a résisté à tous les remèdes connus. La Nature, féconde en ressource, opère quelquefois une crise avantageuse, et sauve un malade du salut duquel on n'espérait plus rien. Le siècle présent attend cette crise; elle s'opérera inévitablement; non pas avec les vains palliatifs du ridicule, mais avec la massue du raisonnement, appuyé sur l'expérience, et l'évidence des faits, encore plus forts que tous les raisonnemens du monde.

Quand Molière a percé les médecins de son temps des traits du ridicule; lorsqu'il les a livrés à la risée de ses contemporains et de ceux qui devaient venir après lui, ce génie rare et transcendant, et qui connaissait si bien et les hommes et les choses, eût-il attaqué un art dont l'utilité connue eût été appuyée sur des guérisons évidentes et incontestables ? Leur évidence n'eût-elle pas fait tomber la plume de ses mains ? n'eût-ce pas été le comble de l'injustice (et il en était incapable) d'exposer à la risée publique des hommes qui, journellement, auraient concouru à rendre la santé et la vie à leurs concitoyens ? Mais il n'a attaqué la médecine et les médecins de son temps, que d'après la connaissance qu'il avait de l'inutilité ou des dangers de leurs moyens, et du baragouinage dans lequel ils enveloppaient leurs formules. Si, de son temps, comme dans le nôtre, les ténèbres épaisses qui servaient d'enveloppe à la médecine, eussent été dissipées par l'apparition d'une lumière toute extraordinaire; par la manifestation d'un principe appuyé, consolidé par des milliers de guérisons plus étonnantes les unes que les autres; n'eût-il pas été le premier à bénir la providence de la découverte d'un moyen si utile, si puissant, si efficace ? Cet esprit, si juste et si droit, n'eût-il pas, au contraire, fait usage de son talent pour venger la science des sarcasmes sous le poids desquels les médecins de son temps auraient voulu l'accabler ? Comme il eût daubé d'importance ces prétendus amis de la vérité et de l'humanité ! Comme il eût immolé à la risée publique leurs jongleries, leurs jalousies, leurs chuchoteries, leurs mensonges, leurs calomnies, leurs intrigues basses et avilissantes ! Comme il eût diverti ses spectateurs en montrant les médecins tels qu'ils sont pour la plupart, sans cesse armés les uns contre les au-

tres, et ne se réunissant dans le péril commun
que pour anéantir une méthode de traitement capable de briser en mille éclats les roues de leurs
équipages, ou de leurs élégants cabriolets.

CHAPITRE XI.

Les riches adopteront-ils cette méthode?

La partie de la société qui, en raison de l'éducation qu'elle a reçue, semblerait devoir être le
plus à l'abri des atteintes du préjugé, est, dans
certains cas, celle où ce fléau exerce le plus d'empire. La distance qui sépare le riche de la classe
commune, ne laisse pénétrer jusqu'à lui le bruit
de quelques guérisons éclatantes, qu'à travers les
plus grandes difficultés. Accoutumé dès sa plus
tendre enfance à ne voir dans le médecin que le
conservateur de la santé; habitué qu'il est à ses
formules, il ne peut s'imaginer qu'il y ait rien
au-dessus du mérite du docteur, qui d'ailleurs a
la confiance des premières maisons de l'endroit.
Le médecin, de son côté, si on lui parle d'une
guérison étonnante opérée à l'aide de cette méthode, ne manque pas de se récrier, et d'employer tout l'art de la jonglerie pour inspirer un
sentiment d'horreur et d'aversion envers un pro-

cédé qui guérit promptement et efficacement. *Vous n'y pensez pas... vous voulez donc vous tuer... vous voulez donc que je ne mette plus les pieds chez vous...* Et le riche, qui se repose aveuglément du soin de sa santé sur la personne de son Esculape, qui se targue de connaître son tempérament, s'achemine vers le tombeau en suivant les usages reçus.

Oui, il serait difficile de se peindre le tourment qu'ils se donnent pour empêcher la vérité de pénétrer dans les maisons dites *à portes cochères*. C'est là que l'astuce est comme sur son trône et qu'elle déploie tous ses moyens avec le plus grand appareil. Gestes pleins d'expression, haussemens d'épaules, déclamations, propos hasardés, avancés avec le ton de la persuasion, parce qu'on est assuré qu'il n'y a pas de contradicteur ; et le riche, qui n'a que trop de penchant à se distinguer de la classe commune, et qui rougirait presque de se guérir avec les moyens dont-elle fait usage, prend aisément le change et tombe dans le panneau. Comment se persuader qu'un médecin dont la réputation est si étendue, si prônée dans les meilleures maisons, n'ait pas raison contre celui dont on n'a pas même lu le titre de l'ouvrage ?

Il faut convenir que le pas est glissant et la situation embarrassante pour cette classe d'hommes qui aiment à se décharger sur autrui du plus important de tous les soins, celui de veiller à la conservation d'une existence tourmentée par les différentes espèces d'infirmités. Il en coûte tant de revenir sur d'anciens préjugés! leur empire est tel qu'on en croit à peine le témoignage de ses sens. D'ailleurs, si on a des précautions à prendre dans la vie, il y a encore des ménagemens à observer. Tel a fait usage de la méthode du chirurgien Le Roy et s'en est parfaitement bien trouvé, qui, dans l'occasion, rougirait d'en convenir, et s'entache lui-même du vice de l'ingratitude. On veut être bien avec tout le monde, et ne se mettre mal avec personne (1).

J'ai connu un homme, répandu dans ce qu'on appelle *la bonne société*, qui avait vu de ses propres yeux le changement presque miraculeux opéré sur la personne d'un hydropique

---

(1) Le respect humain fut de tout temps un ennemi irréconciliable de la vérité. Cette proposition est généralement vraie, en religion, en morale, en politique, et même en médecine. Un père de famille, bien convaincu, bien persuadé de l'efficacité de cette méthode, après avoir, pendant plusieurs années, épanché contre elle une bonne partie de sa bile, un certain soir, à la nuit bien close, vint me faire une visite, afin probablement de n'être ni vu, ni aperçu, ni reconnu. Avant de se traiter lui-même selon cette méthode, avant de traiter une proche parente qui lui était chère, son ingénuité le porta à faire un aveu : J'ai, dit-il, pour amis bon nombre de médecins, avec lesquels je me trouve souvent à manger. Serait-il possible que ma démarche restât couverte de *l'incognito*? Vous en comprenez la raison : il ne faut pas se brouiller avec ses amis !

Comme si la vérité connaissait de pareils tempéraments !

Comme si des amis de table étaient des amis !

Comme si la santé ne devait pas marcher avant tout !

Comme si, et comme si, etc., etc., etc.

dont le médecin le plus accrédité de l'endroit avait déclaré l'incurabilité absolue. Malade depuis dix-huit mois, il n'offrait plus de ressources à l'art, comme de son côté il n'avait plus d'espérance. Dans une telle situation, on se sert de tout, on s'accroche à tout. Ce fut alors qu'il eût recours, d'après les instances de ses amis, à la médecine curative. En quatre jours de traitement, il évacue quarante pintes deau. Le médecin qui le traitait n'en croyait pas ses yeux, il palpait les bras, les jambes, les cuisses, le ventre, l'estomac. Le malade n'était pas guéri pour cela, par la raison que les évacuations, quoique extrêmement abondantes, n'avaient pas encore expulsé la source de la maladie. En continuant le traitement indiqué par la méthode, il a recouvré le sommeil et l'appetit. Les fonctions naturelles se faisaient convenablement.

Eh bien, tout cela s'est opéré sous les yeux d'un observateur tellement émerveillé, tellement frappé de surprise; que dans son premier enthousiasme il ne savait à qui le dire; il l'aurait volontiers annoncé aux murailles. Tout à coup il s'opère dans son esprit un changement non moins étonnant que celui opéré dans le corps du malade. « Vous êtes heureux, lui dit-il; votre guérison présente tous les caractères d'un phénomène; mais vous serez peut-être la cause de la mort de vingt individus que votre exemple aura entraînés...... » Comment un tel changement s'est-il opéré dans l'opinion ? Faut-il tout dire ? C'est que dans ces cercles dominés par d'anciens préjugés, influencés par les raisonnemens plus ou moins captieux d'hommes qui ont un intérêt direct à retarder la marche des lumières, ceux-ci mettront en avant cinq ou six individus qui sont morts, ou parce qu'ils ont substitué leur volonté aux indications de la méthode, ou parce que le malade présentait l'obstacle d'une incurabilité absolue. On porte l'injustice jusqu'à ne vouloir tenir aucun compte de plusieurs centaines de ci-devant infirmes, redevables de leur santé et de leur vie aux moyens tracés par l'auteur de la *Médecine curative*.

Riches du siècle ! Quoi, le pauvre se guérira sous vos yeux, à votre porte ; et votre indifférence pour le plus précieux des biens temporels vous ferait dédaigner le moyen de prolonger une vie que vous pourriez employer au soulagement des malheureux ! Serait-ce la première fois que la lumière de la vérité aurait brillé aux yeux du pauvre avant d'éclairer les riches ? Les préjugés ainsi que les systèmes n'ont qu'un temps ; et les vérités utiles sont de tous les siècles. Vous y viendrez tard ; mais vous y viendrez. A force de voir et d'entendre, vous ouvrirez enfin les yeux et les oreilles ; vous finirez par comprendre qu'il est plus avantageux do mourir tard avec le vulgaire, que de mourir tôt, victime de la mode et des préjugés.

CHAPITRE XII.

Les secrets de l'art ou le savoir-faire des gens du métier.

En parlant des secrets de l'art, ce ne sont pas ceux qui ont pour objet de procurer à un malade dans le plus bref délai possible le soulagement ou la guérison après laquelle il soupire avec tant d'ardeur. On ne manque pas de médecins qui promettent; de prétendus gens de l'art qui flattent leurs malades des plus douces et des plus consolantes espérances; mais qu'il y a loin de la promesse à la réalité!! Combien de malades (d'après le dire des docteurs) ont attendu avec une sorte d'impatience le retour d'une belle saison ; retour qui n'a fait qu'aggraver leurs souffrances et leurs douleurs. Combien auxquels on a fait respirer sans succès l'air natal, uniquement pour éloigner un malade titré dont on était bien aise de se débarrasser, en l'envoyant mourir à cent lieues et plus du lieu de sa résidence. Donner le nom de secret à ces petites manœuvres ce serait un abus manifeste des termes ; ce que tout le monde sait ne peut être appellé un secret. Mais il en est d'une autre nature, qui sont ce qu'on appelle en terme plus que vulgaire, l'*argot* du métier ou de la profession ; et c'est ce que tout le monde ne sait pas. Instruisons nos semblables ; bien entendu, ceux qui voudront l'être.

Il existe entre les médecins de province et ceux de la capitale des relations plus ou moins intimes, une correspondance plus ou moins active, toujours subordonnées au besoin des besoins : c'est en dire assez. Le médecin de Paris n'est pas indifférent sur l'effet des relations, et sur l'influence plus ou moins étendue que ses correspondans de province exercent sur les malades. La capitale, parfaitement bien servie, connaît le mérite naissant d'un jeune praticien. Celui-ci sent le besoin qu'il a d'être prôné, appuyé, préconisé par les matadors. Loue-moi, je te louerai. Tel jeune docteur débutant, fraichement débarqué, entretient une correspondance avec les grands maîtres de l'art qu'il a soin de consulter sur des maladies réelles ou imaginaires. Il reçoit une réponse de convention, qu'il communique avec toute la réserve d'une circonspection dirigée par la prudence. Il ne la produit pas indistinctement aux yeux d'un profane vulgaire. Il est des amis de choix, des confidens de prédilection ; et ces amis, ces confidens, ou confidentes (ce qui est mieux dit), sont autant de trompettes, qui dans les échos de nos salons, publient que le jeune docteur *un tel* est lié avec tout ce qu'il y a de plus distingué parmi les médecins de la capitale. Comment ne pas donner sa confiance et toute sa confiance, à un homme qui peut se flater d'avoir des relations avec ce qu'il y a de mieux parmi les médecins de Paris ? Et c'est ainsi que se font et que s'établissent les plus brillantes réputations, surtout en cette partie.

Il existe des malades de plus d'une sorte. Les uns, qui ne sont pas assez riches, ni assez opulens pour amener avec eux le docteur, veulent néanmoins faire le voyage de la grande ville, dans l'espérance, souvent trompeuse, d'y trouver une santé qu'ils ne peuvent obtenir des médecins du pays qui les a vu naître. Le docteur qui a épuisé toute sa sience, qui ne sait plus quels moyens employer, qui dans le fond de son cœur n'est qu'a demi fâché du voyage, parce qu'il a un juste sujet de craindre que ce malade ne meure sous ses yeux, et qu'il y a à gagner pour lui s'il va mourir à trente ou quarante lieues de son séjour habituel, a soin de le munir de puissantes lettres de recommandation. « Ne manquez pas, surtout, lui dit-il, de voir le docteur *un tel*; c'est là ce qu'on appelle un homme; c'est le premier médecin de Paris; il ne sait à qui répondre. La Cour a voulu se l'attacher; il a préféré consacrer ses soins au public, plutôt que de s'astreindre à un service trop assujettissant, et qui eût trop contrarié le penchant qui le porte à se dévouer tout entier au soulagement de la classe commune. Vous pourrez encore voir les docteurs *un tel* et *un tel*; ils sont de mes amis, et sur ma recommandation vous pouvez être assuré qu'ils vous prodigueront tous les soins imaginables, et qu'ils népargneront rien pour vous rendre à la santé et à la vie. »

Le pauvre malade n'a rien de plus empressé que de remettre à leur adresse les lettres dont il est porteur. Mais il prend mal son temps; il se présente à l'heure des visites. Il revient. Monsieur n'est pas encore de retour. A quelle heure ? Sur les huit heures du soir. Ma santé ne me permet pas de sortir si tard. Donnez votre adresse; monsieur ira vous voir demain dans la matinée en suivant le cours de ses visites.

Or, il est bon que les provinciaux sachent que les docteurs accrédités dans la capitale n'acquittent pas leurs malades à si peu de frais que les médecins de province, quoique ces derniers fassent payer leurs soins fort chèrement. Un docteur accrédité dans la capitale ne sort guère de chez lui à moins de vingt francs par visite. Pour une consultation écrite, même somme. C'est un prix fait pour les personnes peu fortunées, encore ont-ils grand soin de leur faire sentir qu'ils ont des égards pour la modicité de leurs moyens.

Ces sortes d'aubaines plus ou moins rares, plus ou moins fréquentes, ne sont que des broutilles en comparaison de ces heureuses rencontres qui amènent dans leurs filets ces malades de choix, ces hommes riches, opulens, qui ne sachant plus quels moyens employer pour prolonger leur existence, se trouvent trop heureux de ce que leur docteur, après leur avoir fait entrevoir l'indispensable nécessité d'un voyage dans la capitale, veut bien leur accorder la faveur de les y accompagner. Oh comme il se fait prier huit jours d'avance! Comme il fait valoir le besoin qu'ont de sa présence de nombreux malades à qui il prend le plus vif intérêt! Comme il appuie sur le dommage qu'une absence de quelques jours peut lui occasionner! Cependant son obligeance naturelle aurait peine à se refuser à de vives instances, aux sollicitations d'une famille éplorée. Que de combats! De quel côté restera la victoire? On consent enfin à ce que, pour le lendemain, on commande des chevaux de poste. Voilà donc le pauvre malade embarqué, empaquetté, ayant son docteur à ses côtés, dirigeant la marche des chevaux et des postillons, de peur qu'un mouvement trop rapide, trop accéléré ne soit préjudiciable à sa santé. Chemin faisant, le docteur a grand soin de l'entretenir sur l'avantage infiniment précieux d'avoir près de soi un homme capable de parer aux accidens qui pourraient survenir. Enfin l'on arrive. Les meilleurs hôtels de la capitale n'ont rien de trop cher pour un malade en état de payer.

Le docteur, qui connaît la topographie médicale de la grande ville, après avoir déposé son malade en un lieu sûr, placé une garde à ses côtés, n'a rien de plus empressé que de courir en grand-hâte annoncer la venue de l'oiseau qu'il a mis en cage. Pour que tout se fasse selon les formes et usages reçus, il va d'abord offrir son respectueux hommage au plus accrédité. Il prend langue, et reçoit équivalemment de lui l'ordre d'aller avertir celui avec lequel il doit consulter. La hiérarchie est une belle chose, même en médecine. L'heure et la commodité du premier sont un motif plus que déterminant pour le second. Il y a de l'argent à gagner ; c'est tout dire : la rivalité et les prétentions disparaissent. A point nommé arrivent nos docteurs. Ils portent sur leur front un air de gravité qui n'a rien de repoussant pour un malade. La douce espérance est peinte dans leurs yeux. L'art de composer ou de décomposer leur figure mettrait Préville (1) en défaut s'il revenait sur terre. Comme leur abord est gracieux ! Comme leurs paroles sont emmiellées ! comme ils sont adroits pour insinuer au malade que son médecin ordinaire est digne de toute sa confiance ! comme celui-ci se rengorge modestement à la douce vapeur de l'encens que l'on brûle en son honneur ! Enfin, après force complimens, donnés et renvoyés, à peu près comme de jeunes écoliers se renvoyent un balon gonflé de vent, nos inspecteurs-généraux des santés délabrées commencent le noble exercice de leurs fonctions.

Vous êtes malade, Monsieur... Oh ! si je ne l'étais

______

(1) Fameux comédien du dernier siècle.

pas, je ne serais point ici... Depuis longtemps...
Depuis plus d'un an... Mais le commencement
de votre maladie... Elle date de plus loin... Nous
le pensons comme vous... Depuis plus de dix ans,
je mène une vie languissante. J'ai ressenti un malaise, une plénitude humorale, des lassitudes à ne savoir que faire de ma personne ; des digestions difficiles lors même que je faisais usage des alimens les
plus légers... Fort bien ; c'est assez. Votre docteur,
notre estimable confrère, répondra pour vous,
par la crainte que vous ne vous fatiguiez en parlant.

Eh bien ! confrère, vous qui avez suivi de
point en point l'état sanitaire de Monsieur, dans
les diverses périodes qu'a parcourues sa maladie,
vous voudrez bien suppléer à ce qu'il a pu omet-
tre. C'est à vous de nous donner, sur cet article
important, ce qui nous reste à désirer.

Messieurs,

« J'estime à grand honneur d'avoir à disserter
sur la maladie dont Monsieur est atteint, en présence d'hommes investis de la confiance de tout
ce que la capitale renferme de plus distingué ;
de docteurs dont la réputation méritée s'est ré-
pandue jusque dans le fond de nos provinces les
plus éloignées. Je ne fus par chargé de diriger le
traitement dans l'origine de la maladie. La marche qu'on avait suivie me parut diamétralement
opposée aux grands principes universellement
avoués et reconnus par la pratique des grands
maîtres. Jusqu'alors la purgation avait été mise
en usage, sinon fréquemment, au moins de temps

en temps. J'ai repoussé ce moyen comme peu convenable, pour ne pas dire extrêmement préjudiciable. La chaleur brûlante qu'il éprouvait pendant l'action du remède, était le signe *diagnostique*, du peu d'analogie qu'il y avait entre ce moyen et l'état sanitaire du malade. J'ai donc cru qu'il était dans les principes de repousser les *drastiques*, les *éméto-cathartiques*, et de leur substituer les *diaphorétiques*. Comme l'amaigrissement commençait à se manifester d'une manière sensible, j'ai employé les *analeptiques* et les *cordiaux*; et afin de déterminer puissamment, efficacement, la sortie ou l'évacuation de l'humeur morbifique, qui se portait vers les extrémités, les *épithémes* et les *épispastiques* n'ont pas été négligés. Telle a été, Messieurs, la marche du traitement, constamment suivie à l'égard du sujet qui m'a investi de sa confiance. C'est à vous, qui êtes les pères de la science, de prononcer sur la conformité du traitement avec les règles de l'art. J'ajoute encore que l'eau de tilleul, de fleur d'oranger, le bouillon de poulet, les émulsions, n'ont point été épargnées dans toutes les *exacerbations* qui sont survenues au malade qui fait l'objet de la présente consultation. *Dixi.* »

RÉPONSE.

« Docteur, votre sagacité nous est connue. Votre correspondance fréquente et habituelle avec les médecins les plus distingués de la capitale ne nous permet pas de douter un instant que vous ne soyez un véritable trésor pour la province qui a le bonheur de vous posséder. Nombre de fois nous avons admiré la profondeur de vos lumières, cette finesse de tact peu commune dans les consultations qui nous sont parvenues, et nous n'avions pas besoin du savant exposé que vous venez de nous faire pour savoir que votre malade a été traité selon toutes les règles de l'art. Mais, tout en rendant à vos lumières le témoignage qui leur est dû, nous vous dirons, par forme d'observation seulement, que le malade, étant dans un état *cachectique,* on aurait pu employer avec succès les *diurétiques...* Les *épiphénomènes,* qui se sont manifestés dans le cours d'une maladie à grand caractère, étaient bien propres à déterminer cette mesure. En résumé, la maladie de Monsieur exige que nous nous concertions à loisir. Elle présente des caractères qui commandent impérieusement les plus profondes méditations. Demain, à pareille heure, nous serons ici. Prenez le plus grand soin d'un malade qui nous laisse concevoir les plus flatteuses, les plus consolantes espérances.

Fidèles à leur parole, nos docteurs qui ont pris leur temps pour réfléchir, ne manquent pas de revenir le lendemain. Le pauvre malade ébahi des termes scientifiques qui ont frappé ses oreilles ; la tête remplie d'*exacerbations,* d'*epiphénomènes,* attend avec impatience le retour des hommes sur la science desquels il fonde sa

7.

guérison. L'heure si long-temps désirée arrive, et si la même voiture n'amène pas les deux docteurs, ils se suivent de si près qu'on dirait qu'ils sont partis ensemble.

Enchanté d'une si ponctuelle exactitude, le pauvre malade écoute avec une docilité qui n'a de modèle que dans lui-même, la lecture d'une dissertation à laquelle il ne comprend rien. On la remet gravement dans les mains du docteur qui a bien voulu abandonner ses autres malades pour donner ses soins à un malade privilégié. Comme l'air de la capitale est un air épais et chargé de miasmes plus ou moins contraires à son état, on lui conseille d'y prolonger son séjour le moins de temps possible, et voilà mon homme prêt à repartir à peu près aussi avancé qu'il l'était en arrivant.

Oui : mais il est une petite clause à remplir avant de remonter dans la chaise de poste, ou dans la dormeuse qui l'a charroyé. Des dissertations verbales se paient. Il en est de même des consultations écrites ; et plus elles sont longues, plus il y a d'espèces à compter. L'argent est un métal trop vil et trop commun pour payer d'aussi importans services. C'est de l'or ; et combien pour une consultation écrite et une visite ? Le docteur provincial insiste avec adresse sur le mérite vrai ou supposé de ceux de la grande ville ; et comme il a un grand intérêt à inspirer une haute idée de la science médicale et des hommes qui l'exercent, il fixe lui-même à vingt-cinq louis l'honoraire qu'il convient de donner à chacun d'eux.

Le pauvre malade qui n'a rien tant à cœur que de regagner ses foyers, et qui de plus craint horriblement l'air de la capitale, dont on lui a fait une si grande frayeur, se hâte de remonter dans la voiture qui l'a amené ; paie les frais d'hôtel, où la dépense n'a pas été épargnée ; emporte avec lui une belle consultation qui ne l'empêchera pas de descendre au tombeau, ni plutôt ni plus tard qu'il ne l'eût fait. Il ne regrète pas son argent parce qu'il ne tient presque plus à la vie ; mais il peut servir d'exemple à tout malade qui quitte sa province pour venir dans la capitale y chercher ce qu'il n'y trouvera pas. Il semble leur dire : « Vous tous qui à mon « exemple quitterez votre ville natale pour trou- « ver ce que j'ai cherché inutilement, à défaut « d'un banquier chez lequel vous ayez un cré- « dit ouvert, ayez la ressource d'une bourse bien « garnie. » On pourrait au besoin citer tel malade de province mort huit jours après son retour dans ses foyers paternels, que deux mille francs n'ont pas acquitté pour une absence de quatre jours, tous frais compris.

S'il est permis de comparer les petites choses aux grandes, il n'est pas aujourd'hui de petite ville, de bourgade de département, qui ne nous peignent trait pour trait le tableau fidèle qu'on vient de tracer des rapports des provinces avec la capitale. Voyez le dernier médicastre de village. S'il est tant soit peu adroit, il entretient des relations avec le médecin accrédité du chef-lieu de département. Quand ses affaires l'y appellent, il ne manque pas de faire une visite à l'homme de l'art qui, dans l'occasion, peut lui servir d'apologiste; comme aussi le médecin de ville a dans lui-même le sentiment que le médecin de village peut le servir au besoin. Une invitation à dîner n'est jamais perdue ; elle rapporte tôt ou tard ; et le médecin qui donne, ainsi que celui qui reçoit, savent bien l'un et l'autre à quoi cela peut aboutir.

CHAPITRE XIII.

Indifférence de la plupart des hommes sur les moyens de conserver leur santé, ou de la recouvrer après l'avoir perdue.

Le premier, le plus précieux des bien terrestres, c'est la santé. Tous les autres passent après celui-ci. L'homme assailli d'infirmités, fût-il assis sur un trône, échangerait volontiers son état contre celui du dernier des sujets qui jouirait d'une santé robuste et vigoureuse. Un malade, couché sur un lit de douleur, donnerait tout ce qu'il possède pour recouvrer ce premier des biens. Pourquoi donc, lorsqu'il en jouit, se refuserait-il à employer quelqu'un de ses loisirs à acquérir les connaissances propres à le conserver, ou à sortir promptement de l'état de maladie, s'il a eu le malheur d'y tomber ? Que de peines ! que d'application pour orner son esprit de vaines futilités, et qui seraient beaucoup mieux employées à se mettre à l'abri des coups d'une mort prématurée, ou de ces infirmités qui rendent toujours l'homme à charge à lui-même, et souvent aux autres.

On conçoit aisément que, dans ces temps où la science de la médecine (et ce temps n'est pas encore passé) n'offrait qu'un amas confus de systèmes hérissés d'abstractions enchâssées dans des mots grecs et arabes, de contradictions de tout genre et de toute espèce, on conçoit, dis-je, qu'une telle tâche à remplir aurait eu quelque chose d'effrayant pour les amateurs de la science les plus résolus et les plus déterminés (1). Ses

____

(1) On est bien éloigné de condamner et de proscrire les termes de l'art, surtout ceux qui sont les plus propres à fixer les idées. Chaque science a ses termes et ses expressions consacrées ; mais du moins qu'ils ne soient employés qu'à propos, et seulement entre les hommes de la même profession. Si, quelquefois, hors de là, ils se les permettent en présence de personnes qui ne sont pas en état de les comprendre, ne serait-il pas dans l'ordre qu'ils en donnassent l'interprétation? Celui qui veut instruire et non duper les hommes, doit parler leur langage. Est-il rien de risible comme de voir un médecin de ville ou de village, qui souvent ne sait pas un mot de grec ni de latin, fatiguer son malade, ou ceux qui y prennent un certain intérêt, par des locutions qu'il n'entend pas plus que le paysan en présence de qui il les profère. Je n'oublierai jamais la réponse d'un

alentours présentaient un caractère trop répous-
sant. Comment se résoudre à pâlir sur des choses
inintelligibles au commun des lecteurs ? Quel
parti prendre dans une telle situation ? Il était
plus simple et plus naturel de s'en rapporter à
ces hommes qui étaient réputés s'être dévoués à
l'étude des moyens propres à conserver la santé.
L'opinion, fortifiée par les préjugés du jeune
âge, accréditait une mesure consacrée par le laps
de plusieurs siècles.

Aujourd'hui, grâce à la plus belle, à la plus utile,
à la plus précieuse des découvertes, tout homme de
bon sens qui sait comprendre ce qu'il lit, peut être à
soi-même son propre médecin, celui de sa famille
et de ses amis. Tout le système de la guérison
de toutes les maladies, soit aiguës, récentes ou
chroniques, repose sur un principe unique et
fondamental, ainsi qu'il a été exposé précédem-
ment. Il ne s'agit que de se procurer l'ouvrage
peu volumineux ayant pour titre *la Médecine*

---

certain médecin, assez renommé dans son endroit, et qui
mettait à toute sauce les mots *homogène* et *hétérogène*.
Comme on lui demandait un jour, étant à table, non pas
l'étimologie, mais l'idée qu'il attachait à ces mots favoris,
il répondit : L'homogêne, ce sont des aliments faciles à di-
gérer ; l'hétérogêne, ce qui est d'une digestion difficile.
Combien, encore aujourd'hui, ont plus d'un trait de ressemblance avec ce risible personnage ? Que d'hommes dont
un assemblage de mots forme tout le savoir ? Combien d'autres ont fait fortune parce que leur tête était farcie d'une
pompeuse nomenclature ? L'esprit s'est-il chargé du poids
d'une savante ignorance, il ne s'élève plus jusqu'à la
vérité.

curative, le lire avec attention, suivre ponctuellement la marche de traitement, telle qu'elle
y est indiquée en raison des diverses maladies.
Ramené à la connaissance du vrai contre laquelle
viennent se briser les traits de l'ignorance et de
la mauvaise foi, tout homme sensé comprendra
qu'il n'est pas aussi difficile qu'on pourrait se
l'imaginer, de posséder assez de ce qu'il est nécessaire pour s'affranchir des entraves que le charlatanisme a tant d'intérêt de faire peser sur l'espèce humaine.

Alors, on n'entendra plus répéter à ses oreilles
ces inepties si fréquemment rebattues : *Mon médecin connaît mon tempérament.* Vous le con-
naîtrez beaucoup mieux que lui. Vous ne serez
plus la dupe d'une illusion sans fondement. Ce
médecin est-il assez constamment auprès de vous
pour suivre les diverses vicissitudes auxquelles
vous êtes exposé ? Il connaît votre tempérament !
qui vous l'a dit, sinon celui à qui il importe de
vous le donner à entendre ? Il le connaît à peu
près comme il ressent les maux que vous souf-
frez ; et s'il le connaît si bien, pourquoi vous
laisse-t-il languir si long-temps en proie à de si
cruelles infirmités ? Cette prétendue connaissance
n'est donc qu'un vain mot, quand elle n'accélère
en rien la délivrance des infirmités dont un malade est accablé.

CHAPITRE XIV.

Preuve démonstrative de la nullité des moyens employés par le plus grand nombre de praticiens dans les maladies aiguës.

On appelle maladie aiguë, celle qui, dans un très-court espace de temps conduit, ou peut conduire, un homme au tombeau. Telles sont les maladies dites *épidémiques, fièvres putrides, fluxion de poitrine, pleurésie, petite vérole,* etc. ; elles s'annoncent spontanément. Tel jouissait le matin d'un plein état de santé, qui le soir du même jour est forcé de se mettre au lit. La première nuit est accompagnée de malaise, de frissons, le sommeil est interrompu et fatigant. Le lendemain, le malade essaye de se lever du lit, dans l'espérance de brusquer le mal; mais la lassitude le force d'y retourner. La nuit suivante est accompagnée d'une plus grande fatigue; une fièvre, même assez forte, s'est fait sentir. Comme on a un juste sujet de craindre que cette situation ne devienne un peu plus sérieuse, on appèle le docteur. Si c'est un malade de marque, il fait mettre le cheval à la voiture;

si c'est un artisan, la visite se fait ordinairement
à pied.

Arrivé près du lit : Eh bien ! quoi, vous vous
avisez d'être malade ; mais c'est fort mal à vous....
Votre pouls...; Eh ! il y a de la fièvre.... Votre
langue...; il y en a de meilleures.... Vous sentez
de l'oppression...? Beaucoup.....Cela doit être....
Les évacuations naturelles et journalières, comment se font elles...? Elles sont suspendues....
Oh ! c'est l'effet de la fièvre.... Il faudra songer
à cela. Avez-vous ici une plume et de l'encre ?
Vous donnerez au malade, d'heure en heure,
deux cuillerées de la potion prescrite ; je reviendrai ce soir.

Eh bien ! le malade, comment à-t-il passé la
journée ? Assez mal. Comment mal...; le lok n'a
rien fait ?... Rien du tout.... Cela est étonnant.
Voyons la phiole. Oh, oh ! il en reste. J'avais
ordonné de prendre la totalité, il n'y a rien de
surprenant. Voilà comme sont la plupart des malades ou de ceux qui en prennent soin. Ils rabat-
tent toujours de nos ordonnances. Puis, on
nous impute ce qui n'est que le résultat de leur
indocilité. Dort-il ?... Non, mais il est assoupi...
Voyons le.... Chût ! on fait bien du bruit ici. Il
faudrait marcher plus légèrement, cela fatigue
un malade. En passant, un sourire de connois-
sance à la garde ; on entr'ouvre doucement le
rideau. Eh bien, comment vous trouvez-vous ?
Toujours dans le même état ; j'éprouve une soif
extrême, une chaleur brûlante dans tout le

corps... Nouvelle ordonnance. Je reviendrai demain de bonne heure : n'ayez nulle inquiétude.

Malgré cette belle assurance, les parens ne laissent pas de concevoir quelques alarmes et se permettent d'interroger le docteur sur la situation présente du malade. Oh, pour le moment il n'y a aucun danger ; s'il n'y avait pas tant de fièvre j'ordonnerais les bains ; mais provisoirement, on peut lui appliquer les sangsues..... Quelle maladie croyez-vous que ce soit...? Il faut attendre...; (un médecin prudent et avisé, ne se hasarde jamais sur la dénomination à donner à une maladie.) Enfin, après six à sept jours d'allées et de venues, après six à sept ordonnances qui ne se ressemblent en rien, et qui ne ressemblent à rien, on s'accorde à dire que c'est une fluxion de poitrine, avec tous les caractères d'une fièvre bilieuse, gastrique et inflammatoire.

Ceux qui aiment les grands mots peuvent bien trouver ici de quoi se contenter. Pauvres humains !

Cependant la maladie prend une tournure sérieuse, malgré la variété des ordonnances qui se sont succédées sans avoir rien opéré. Dans les cas épineux, difficiles, embarrassans, il est une ressource toujours ouverte pour en sortir, sinon avec honneur, au moins sans ignominie. Il y a long-temps qu'on a dit, pour la première fois, qu'une sottise commune à plusieurs n'est particulière à personne; c'est la sottise de la communauté.

Il faut mettre la mort dans tous ses torts, et pour cet effet on insinue, adroitement, qu'il est indispensable de convoquer une assemblée de médecins.

Or, cette assemblée est une chose dont il faut avoir été témoin pour s'en faire une idée, au moins incomplette; car, combien de particularités échappent à l'œil de l'observateur le plus exercé! D'abord, grande discussion sur le nom à donner à la maladie. Si le praticien est un jeune débutant, ou un docteur peu accrédité, malheur au pauvre malade! Quand bien même la marche qu'il aurait suivie eût été en pleine conformité avec les formules accréditées, elle sera exposée à toutes les contradictions imaginables. La jalousie est une passion qui ne dort jamais, surtout dans les corporations où il n'y a pas de mise de fonds. On aurait pu, dit l'un, ajouter ceci; supprimer cela, dit l'autre. Somme totale, point d'uniformité, ni de base fixe. Cependant, dans ce conflit d'opinions, on prendra un arrêté; car il faut bien gagner son argent; et on statue, en termes plus ou moins scientifiques, qu'on apposera les vessicatoires. A travers toutes ces oscillations, l'homme de bon sens aperçoit que le malade est dans le plus grand danger; et il ne peut se dissimuler à lui-même que les prétendus dépositaires de la science n'ont pas de point de départ fixe, et qu'ils ne font qu'errer dans le champ des conjectures.

Les jours réputés critiques, ces jours si redoutés, les quinze, les dix-sept arrivent. S'ils se passent sans accident, une lueur d'espérance commence à poindre dans l'esprit de la famille; mais le vingt-unième jour finit par emporter le malade.

Cependant, tous ceux qui sont attaqués de maladie aiguë ne succombent pas également. Soit; mais, en bonne conscience, leur salut peut-il être attribué au traitement qui leur a été administré? Tout médecin de bonne foi conviendra que la Nature en fait plus que lui; et si la Nature a triomphé, c'est que la masse des humeurs gâtées et corrompues ne l'était pas au point d'opérer la mort du malade. Si le médecin est de bonne foi, (et il en est encore) il avouera que la Nature, qui cherche toujours à se dépurer, a poussé au-dehors par les sueurs et les autres évacuations naturelles, tout, ou une partie de la cause de la maladie.

Mais aussi, qu'elle convalescence! combien elle est longue! Combien elle est pénible et languissante! De combien de fâcheux résultats n'est-elle pas accompagnée? Comment, et pourquoi cela? C'est parce que le corps, guéri en apparence, a conservé en soi un reste de levain qui communique aux nouvelles humeurs qui se forment après la maladie, une partie de sa putridité. De là ces rechûtes fréquentes et qui se présentent quelquefois sous des caractères diffé- rens, mais qui tôt ou tard finissent par compromettre au plus haut degré la santé et la vie du malade.

Si ce médecin eût été de ces hommes qui reconnaissent la *cause* des maladies, il aurait travaillé efficacement à l'expulser et à la détruire; non pas en se contentant d'une tentative, mais en la réitérant jusqu'à l'entière expulsion des humeurs gâtées ou corrompues; et il eût guéri son malade.

Eh quoi! les plus habiles praticiens, ceux que la renommée proclame comme les coryphées de la science, oseraient-ils bien contester la vérité d'un principe qu'ils consacrent journellement par leur condnite? Il n'en est pas un qui, à la suite d'une de ces maladies aiguës, ne fasse administrer à son malade, entré dans un état de convalescence, au moins une dose purgative. Pourquoi cette prescription? est - elle de rigueur? est-elle seulement de forme? Non. En ordonnant la purgation, il reconnaît le principe. C'est qu'il faut achever d'expulser ce que la Nature a laissé derrière soi. Or, pourquoi ne pas faire au commencement ce que l'on juge nécessaire à la fin de la maladie? La purgation agissant plus efficacement sur une plus grande quantité de matières corrompues, aurait fait un vuide dont le malade aurait ressenti les heureux effets.

Oui, la *cause* des maladies, et de toutes les maladies, est là; et ce serait en vain qu'on irait la chercher ailleurs. J'en appelle à vos cautères, à vos sétons, à vos amplâtres vessicatoires, à vos

synapismes, à vos moxa. Pourquoi ces procédés ? A quelle fin les employez-vous ? N'est-ce
pas à l'effet, non - seulement de détourner l'humeur, mais plus encore afin d'en procurer l'évacuation ? Vous reconnaissez donc, malgré vous,
la *cause* des maladies, non telle qu'elle existe dans
la Nature, et ainsi que vous l'indique l'auteur de
la Médecine curative, mais d'une manière su-
perficielle. Eh ! pourquoi rester en si beau chemin, et ne pas continuer de marcher d'un pas
ferme dans la voie que ses raisonnemens et ses
observations vous indiquent ? Avez-vous une
autre route à suivre pour expulser la matière pu-
tride renfermée dans nos corps, et pour en détruire la source ?

Il y a peu de maladies aiguës qui résistent à
un traitement de huit jours, quand il est bien
ordonné, bien exécuté. Combien de milliers de
malades rendriez-vous à la santé et à la vie, si,
par un généreux effort sur vous - mêmes, vous
aviez assez de force d'ame pour n'envisager que
le bien de l'humanité, vous mettre au-dessus de
vaines considérations, et abjurer ces formules
gothiques que la routine a consacrées ? Combien
de bénédictions de tant de milliers de pupilles
à qui vous rendriez un père ! combien d'actions
de grâces de la part de tant de mères de famille
à qui vous rendriez un époux !

Mais, ô vaines et frivoles espérances ! Dans le
traitement des maladies, les médecins n'aiment pas
la célérité, ni les marches expéditives, et moins en-

core une méthode qui déchire le voile mystérieux qui dérobait les secrets de l'art à un crédule vulgaire. On continuera de haïr et de détester l'ami de l'humanité qui a mis la science à la portée de la multitude. On continuera de s'opposer à ce qu'elle se guérisse sans l'intervention d'un médecin. On en viendra même jusqu'à persécuter l'auteur, les fauteurs, les partisans d'une méthode dont on connaît le mérite et l'efficacité. Je ne suis ni prophète, ni enfant de prophète; mais un peu plus tôt, un peu plus tard, plusieurs des ennemis de cette méthode en deviendront les plus zélés partisans; et l'on verra se ranger sous les drapeaux de la vérité les arrières-neveux de ces hommes qui la persécutent, ou qui n'ont pour elle que les sentimens d'un injuste dédain. Oui, avant deux générations écoulées, la France glorieuse et reconnaissante dira : *J'ai un grand homme de plus à citer.* Et cet homme, de son vivant, aura eu le sort des Galilée, des Colomb et des Descartes : les persécutions de l'envie.

Tel est et tel a toujours été le partage des hommes qui ont proclamé de grandes vérités. Elles n'ont pu se faire jour qu'à travers la bourasque des tempêtes, et ont constamment attiré sur eux tous les anathêmes de la jalousie. Mais ses fureurs redoublent quand, outre l'orgueil humilié, l'intérêt pécuniaire se trouve également froissé. L'illustre *Fontenelle* a bien connu et apprécié les hommes, lorsqu'il a dit : *Je tiendrais toutes les vérités utiles dans ma main, que je me donnerais bien de garde d'ouvrir un doigt pour en laisser échapper une seule.*

Pourquoi ce langage? Il craignait les méchans.

CHAPITRE XV.

Inutilité des traitemens usités dans les maladies dites chroniques.

On appelle *maladies chroniques*, toutes celles dont l'existence se reporte à une époque plus ou moins ancienne, plus ou moins reculée. Cependant, ont est convenu généralement d'appeler de ce nom toute maladie dont la durée excède le nombre de quarante jours. L'énumération des maladies connues sous cette dénomination, présenterait le tableau d'une nomenclature trop fastidieuse. Mais il importe de savoir que toute maladie chronique est le résultat d'une fluxion ou congestion humorale qui s'est déposée lentement, et fixée dans quelqu'une des cavités du corps. Ces sortes de maladies, quand elles sont anciennes, exigent un traitement beaucoup plus long, et qui doit être plus ou moins accéléré, selon l'état et la force du malade. Elles peuvent être regardées comme l'écueil contre lequel échoue et échouera tout praticien qui ne se rattache pas au système de la purgation réproduite aussi fréquemment que le besoin semble l'exiger. Quoi de plus rare que la guérison d'un épileptique, d'un pulmonique reconnu tel par tous les gens de l'art. Ils ne tentent même pas la guérison du premier. S'ils sont appelés auprès d'un malade de cette espèce, ils haussent les épaules, ils ont l'air de s'apitoyer sur sa situation, et déclarent franchement que cette maladie est du nombre de celles qu'on peut regarder comme incurables. A l'égard du second, ils sont un peu plus confians. Ils emploient les calmans, les adoucissans, et tout ce que peut administrer la médecine dite *pal-liative*, tels que les sirops de limon, de callebasse, le lait d'ânesse, les décoctions de liken, les bouillons de choux rouge, de mou de veau, les tisannes de pulmonaire (ainsi nommée à cause de la ressemblance qu'il y a entre les taches qui se trouvent sur les feuilles de cette plante et celles empreintes sur le poulmon). Quelle brillante, quelle solide analogie !

Mais, qu'on cite un seul malade guéri par ces vains palliatifs ? A quoi aboutissent, pour l'ordinaire, les convocations des médecins les plus expérimentés ? A faire connaître l'état désespéré du malade, et l'absolue nullité des secours qui lui ont été administrés. Si, dans un sujet aussi grave et aussi triste, il était permis d'égayer sa matière, on citerait des traits et des particularités qui tout à la fois feraient hausser les épaules et rire de pitié. Croirait-on que dans une de nos bonnes villes de France, Orléans, six graves docteurs ont été assemblés pour délibérer sur la situation alarmante d'un jeune malade, et que le résultat de la délibération a été qu'il fallait le faire coucher sur un lit de balle d'avoine (1). Comme ce lit d'un nouveau genre n'empêchait pas les progrès de la maladie, on convoqua une nouvelle assemblée, et là il fut arrêté que le malade irait à deux cents lieues de son domicile, passer la saison de l'hiver sous le beau ciel de *Montpellier*. Deux jours après, il n'était plus.

Si en place de tous ces sirops qui ne profitent qu'à l'apothicaire qui les fabrique ; si, moins esclave des préjugés de l'éducation, ce jeune et intéressant ecclésiastique eût prêté une oreille plus docile aux indications que l'amitié lui avait suggérées, peut-être vivrait-il encore ; mais il a voulu mourir selon les formes, et ses vœux ont été accomplis.

Cependant, tous les malades qui sont affligés de cette maladie ne se montrent pas esclaves au même degré des préjugés de l'éducation. On en voit en qui le désir d'obtenir la guérison l'emporte sur de puériles considérations, et qui, attaqués, soit d'épilepsie, soit de pulmonie, ou de toute autre maladie réputée incurable, ont le bon esprit de suivre de point en point le mode de traitement indiqué dans la *Médecine curative*, et jouissent aujourd'hui d'une santé robuste

---

(1) La balle d'avoine est la paille légère que le vent emporte après qu'elle a été battue.

et vigoureuse. Qu'opposeront à des faits palpables, évidens, les ennemis de cette méthode ? Des diatribes, de vaines déclamations, de fades plaisanteries, des pointes depuis long-temps émoussées ; car telles sont les armes qu'employent ordinairement les ennemis de la vérité, quand il s'agit de la combattre. Lorsqu'on ne peut vaincre son ennemi en bataille rangée, on se contente de le harceler, de couper ses communications, d'intercepter ses convois de vivres, et c'est en quoi bon nombre de médecins de différentes villes de France ont déployé un merveilleux talent. Si leurs efforts n'ont pas été couronnés des plus brillans succès, ils ne pourront s'en prendre qu'à une réputation appuyée sur une base solide et qui brave les stylets de l'envie.

Il faut s'attendre à ce que grand nombre de nos médecins, sur les divers points de la France, crieront *à l'exagération, à la supposition des faits, à l'imposture.* Eh bien ! s'ils demandent des faits, on leur en produira de bien prouvés, de bien authentiques, de bien incontestables. Au premier signal de leur part, Orléans seul en fournira par centaines, sans parler de ceux que pourraient fournir nos plus belles et nos plus nombreuses cités (1).

____

(1) On était loin de penser que les ennemis de la vérité fourniraient eux-mêmes les preuves à l'appui de cette assertion, et qu'ils dispenseraient de la peine d'en chercher. Le chirurgien Le Roy a évité, dédaigné même, tout ce qui

CHAPITRE XVI.

Les eaux minérales.

Anathème, mille fois anathème au profane qui osera s'élever contre l'éfficacité des eaux minérales ! Quoi !... un remède avoué de tous les médecins de l'Europe : une méthode recommandée par tout ce que la faculté a produit d'hommes éclairés dans la science médicale ! Oui : anathème au profane qui serait assez audacieux pour élever à ce sujet le plus léger doute.

Honneur et respect à l'autorité médicale ; elle en est bien digne sans doute ; mais nos médecins, apologistes de la raison, n'exigent pas de leurs cliens ou de leurs subordonnés, un assentiment aveugle. Ces messieurs raisonnent quelquefois ; pourraient-ils trouver mauvais qu'un malade raisonnât à son tour ? Il en est qui savent tirer parti de leur situation et qui réfléchissent sur la

---

aurait ressemblé à des certificats de guérison ; et voilà que ses antagonistes lui en fournissent de juridiques, et par conséquent, d'irrécusables. C'est bien ce qu'on appelle une particularité unique dans son genre. (Voy. les dépositions au chap. XXIII.

position où la providence les a placés. Plus elle est triste, plus elle est affligeante, plus l'esprit humain fait d'efforts pour en sortir. Quand un médecin a épuisé à peu près les dernières ressources de son talent, le moyen, le grand moyen, le plus efficace de tous les moyens, quel est-il? Les eaux minérales.

DIALOGUE.

Le malade. Eh bien, docteur, c'est donc votre dernier mot! Vous jugez donc dans votre sagesse que je dois employer ce moyen. Est-ce que vous voulez vous débarasser de moi?

Le docteur. A Dieu ne plaise! Je n'ai rien tant à cœur que de vous procurer une santé à l'épreuve de tous les accidens; vous connaissez mon attachement pour vous; mes preuves sont faites; vous m'êtes témoin que je n'ai rien négligé pour vous procurer le soulagement après lequel vous soupirez depuis si long-temps. Nos tentatives jusqu'à ce jour ont été infructueuses; il faut bien en venir aux grands moyens pour opérer en vous ce que les moyens communs et ordinaires n'ont pas pu produire.

Le malade. Je vous entends, vous voulez que je boive sans avoir soif. Vous conviendrez avec moi que c'est à peu près la même chose que si vous prétendiez me faire manger sans avoir faim. Mais passons légèrement sur cet article qui donnerait jour à plus d'une observation. Je suis docile;

je serais bien fâché qu'un de vos malades l'emportât sur moi en soumission aux ordres de la faculté. Mais comme l'état de maladie n'empêche pas toujours l'exercice des facultés de l'âme; qu'il peut même arriver souvent qu'il donne un certain essor à la réflexion; j'espère, docteur, que vous voudrez bien résoudre mes doutes, et répondre franchement aux observations que j'ai faites dans les courts intervalles que m'a laissé mon état de souffrance.

Le docteur. Rien n'est plus juste, et c'est pour nous un plaisir bien pur de trouver des malades instruits avec lesquels nous puissions disserter, tant sur la nature des maladies, que sur les moyens curatifs. Parlez franchement, en toute confiance, je vous écoute.

Le malade. Dans mon jeune âge, je me suis appliqué à l'étude de la phisique; et comme cette partie des sciences est la base de ce qu'on appelle la science médicale, ainsi que moi vous avez dû vous en occuper, et il n'est pas que vous ne l'ayez fait. Eh bien ! docteur, puisque vous jugez que ma situation actuelle nécessite l'usage des eaux minérales, dites-moi d'abord quelles sont leurs propriétés, quelle est leur efficacité connue ? Mais, prenez bien garde; je ne suis pas disposé à me contenter de vaines paroles. J'attends, de vos lumières et de votre sagacité, des choses qui me satisfassent.

Le docteur. L'usage des eaux minérales, depuis plusieurs siècles, est en haute considération pour la guérison de plusieurs maladies longues et rebelles. Nombre de savans personnages se sont appliqués à examiner les principes constitutifs de ces eaux, pour juger de leur convenance à certaines maladies, et à la constitution particulière des personnes malades; ces eaux ont été analysées par les plus habiles chimistes. Il faut, dans les maladies chroniques, opiniâtres, qui ont résisté à tous les remèdes connus, un puissant moyen pour nétoyer les viscères; il faut un lavage intérieur et considérable, et la grande quantité de sels purgatifs qu'elles renferment peuvent déterminer des évacuations extrêmement utiles au malade qui en fait usage.

Le malade. J'admets volontiers avec vous l'existence de certains sels purgatifs dans les eaux dites minérales; mais la connaissance de ces sels, mêlés avec les eaux, est-elle toujours assez distincte pour que l'on puisse déterminer d'une manière positive les espèces différentes, et porter un jugement certain sur leurs propriétés, sur l'application qu'on en doit faire à telle, ou telle maladie? Personne n'a plus que moi d'égards et de respect pour les travaux et les observations de nos savans; mais, tant savans qu'on les suppose, ils sont hommes; ils sont sujets à se méprendre; quelquefois même à se fourvoyer. La main sur la conscience, pouvez-vous me dire que vous ayez étudié, analysé la nature, l'espèce, la différence de ces eaux entre elles? Car vous conviendrez que nous en avons seulement en France au moins de huit espèces différentes, et chacune de ces espèces en renferme un très-grand nombre sous elle. Nous en avons de chaudes, nous en avons de tièdes; nous en avons qui sont tièdes et insipides. Les unes sont aigrelettes et vineuses; les autres sont froides et de saveur férugineuse. Celles-ci renferment du sel commun; celles-là participent d'un sel qui a du rapport au nitre des anciens. Concevez, docteur, que vous devez être embarrassé sur la détermination que vous avez à prendre à mon sujet; et je crains fort que vous ne soyez extrêmement en peine sur le choix des fontaines qui ne sont rien moins que la fontaine de Jouvence.

Le docteur. Doucement, monsieur le malade; dans une affaire de cette importance, il ne faut pas que la plaisanterie s'en mêle. La matière est assez grave en elle-même pour écarter tout ce qui pourrait jeter la moindre défaveur sur un si important sujet. Observez en outre, je vous prie, qu'on ne plaisante point impunément sur le compte de la faculté. Depuis un siècle et demi, toutes les eaux minérales ont été examinées, analysées de manière que la plus mince propriété de la plus petite fontaine, ou source minérale, n'a pas échappé à la pénétration de nos regards. Nous avons fouillé jusque dans les entrailles de la terre, nous avons étudié le secret des opérations de la Nature, nous avons....

Le malade Permettez-moi, docteur, d'en rabattre un peu, et de ne pas prendre au pied de la lettre toutes vos assertions. Sans parler des eaux de Spa, si renommées, nous avons en France plus de soixante-dix sources connues, et qui jouissent d'une réputation ou d'une célébrité plus ou moins méritée (1). Allons, decidez-vous; je n'attends que vos ordres pour mon départ. Fixez vous-même la fontaine qui renferme le principe de vie et de santé après lequel je soupire. Je ne courrai pas, j'y volerai.

Le docteur. Doucement, je vous prie, et ne précipitons rien. Une détermination trop prompte peut entraîner les plus graves inconvénients. Nous avons les eaux de Barège et de Bagnières; nous avons celles de Bourbon - l'Archambault, de Vichi, de Bourbon - Lancy; nous en avons de toutes les espèces. Nous avons les eaux de Balaruc : arrêtons - nous à celles - ci. Elles jouissent d'une grande célébrité. Nos plus habiles médecins leur ont donné une vogue qui se soutient et qui se soutiendra encore long-temps.

Le malade. Soit; pour les eaux de Balaruc, puisque Balaruc il y a. Mais, docteur, dites-moi pourquoi celles-là plutôt que telle ou telle autre ? Vous vous rappelez que je ne voulais pas agir sans un motif capable de déterminer un

---

(1) L'académie des sciences a analysé en 1670 les eaux minérales des principales sources connues, et le résultat des mémoires du célèbre Duclos, médecin du Roi, n'a abouti qu'à envelopper de ténèbres cette importante matière. (Voy. les Mémoires de l'académie des sciences.)

homme qui pense et qui raisonne. Vous connaissez donc leurs propriétés et l'application qu'on en
peut faire à ma situation présente. Pourquoi les
eaux de Balaruc plutôt que celles de Forges ou
de Passy ? Car ce village a aussi l'avantage d'a-
voir des eaux minérales. Pourquoi m'envoyer
chercher à deux cents lieues de mon domicile ce
que je peux trouver à ma porte ?

Le docteur. Les eaux de Passy sont renommées à juste titre ; la faculté y a apposé sa sanc-
tion ; nous les prescrivons dans la saison propice
à l'égard de certains malades ; nous avons des
inspecteurs pris dans notre sein pour surveiller
la direction des malades dans l'usage qu'ils font
des eaux puisées aux différentes sources situées
dans les départemens respectifs. Ces eaux sont
bonnes jusqu'à un certain point ; elles convien-
nent à quelques malades, mais elles ne vous con-
viennent pas. Il vous faut de la distraction , du
mouvement, de l'agitation. Rien d'utile et d'a-
vantageux à un malade comme un changement
de climat. Votre fortune vous permet ces sortes
de sacrifices. Vous trouverez là une excellente
compagnie ; des plaisirs variés à l'infini ; c'est
comme le rendez-vous des beaux esprits, non
seulemeut de la province ; mais des divers endroits de la France et de l'Europe. Allons ; du
courage, de la détermination ; il en faut quand
on veut se guérir.

Le malade. Oui, docteur, je commence à
sentir toute la force de vos raisons ; elles por-

tent avec elles le caractère et l'empreinte de la démonstration. Aux pauvres, les eaux minérales qui sont à leur portée ou à leur proximité. Aux riches, il faut de l'extraordinaire, attendu que ceux-ci ont reçu de l'auteur de la Nature une conformation différente et qui exige des procédés d'une autre espèce. Plus d'une fois je vous ai entendu dire, en parlant de tel malheureux : C'est grand dommage ! s'il était plus riche, je l'enverrais aux eaux ou de Barège ou de Bagnières ; mais, en formant ce souhait, aviez-vous une certitude au moins probable du succès que vous sembliez faire espérer ? N'est - ce pas plutôt ce qu'on appelle, en bon français, une échapatoire, un de ces petits crocs en jambe que vous savez donner à propos pour vous tirer d'une position embarassante ? Combien de malades y avez-vous envoyés, et qui n'en sont jamais revenus ? Combien d'autres, après avoir fait des dépenses énormes, sont revenus tout aussi malades, et quelquefois plus qu'ils ne l'étaient avant de se mettre en route ? Concevez et convenez que la collocation d'un médecin adroit auprès de quelqu'une de ces sources si vantées, doit être extrêmement avantageuse, et que le curé de l'endroit aurait peine à céder sa place pour un petit évêché; car si l'on en croit les mauvaises langues, on dit que quand vous voulez vous débarasser adroitement d'un malade de marque, c'est la précaution que vous prenez ordinairement. Allons, docteur, mourir pour mourir, autant faire cette cérémonie, inévitable pour vous comme pour moi, dans son propre pays, que de la faire à deux cents lieues de chez soi. Au moins j'aurai l'espoir que ma tombe sera arrosée des larmes de quelqu'un de ma famille.

Le docteur. Oui, mais en mourant à votre guise, que deviennent les formes ?

Le malade. Je vous entends ; si je meurs aux eaux, vous direz aux personnes bonnement crédules : C'est grand dommage ; si les eaux eussent pu passer, c'était un homme guéri, et, par ce moyen, vous serez garé. Votre responsabilité est à couvert ; je serais dans tous mes torts ; il ne faudrait accuser que la faiblesse de mes organes, qui n'auraient pu supporter quatre ou cinq pintes d'eau avant déjeûner. Si je reste chez moi, et si je persiste à mourir dans mes foyers, vous direz qu'il y a de ma faute. « Eh ! que ne suivait-il l'avis que je lui avais donné. Il s'y est constamment refusé. Nous autres docteurs, nous voulons de la docilité dans nos malades. Tant pis pour eux s'ils ne confondent point leur volonté dans la nôtre ». Ainsi, docteur, je vois qu'en tout état de choses vous n'aurez jamais tort, et que vous ne pouvez retomber que sur vos deux jambes. Convenez que ceux-là seraient bien ineptes, qui s'aviseraient de vous prendre pour des maladroits. Coupons court, docteur, c'en est assez.

CHAPITRE XVII.

*Les médecins battus avec leurs propres armes,
ou supplément à ce qui manque dans le chapitre précédent.*

———

Eh quoi! encore sur le chapitre des eaux minérales! Tout n'est pas dit, tout ne le sera pas, parce
que tout ne peut l'être. Les eaux, dites minérales,
rouleraient, ainsi que le fabuleux Pactole, des
sables d'or, qu'elles ne seraient pas d'un rapport
aussi précieux à la faculté. Combien de médecins,
de ceux surtout qui ont fixé leur séjour près de
quelqu'une de ces sources de vie, ont dû la plus
brillante fortune à la bonhomie des malades qui
sont venus y chercher ce qu'ils étaient loin d'y
trouver. Pourquoi les médecins, soit de province,
soit de la capitale, envoyent-ils un malade aux
eaux ? C'est parce qu'ils reconnaissent en elles
une vertu purgative. Raisonnons d'après ce principe vrai ou supposé tel. Donc tout praticien
qui donne ce conseil à un malade, quelle que soit
la maladie dont il est affecté, reconnaît la nécessité indispensable de la purgation pour en évacuer la cause. Pendant six semaines, et souvent
davantage, le pauvre malade sera obligé de se
faire violence pour avaler une eau fade, insipide,

nauséabonde. Il découle une seconde conséquence de cette conduite ; savoir : que la purgation ou les évacuations peuvent être prolon-
gées tous les jours pendant six semaines consé-
cutives, et sans qu'il en puisse résulter rien de
fâcheux pour le malade. On défie toutes les facultés du monde de détruire ce raisonnement,
parce qu'il est appuyé sur un principe avoué de
ceux mêmes qui se déclarent les ennemis de la
purgation. Donc, en principe, on ne peut chasser
la maladie qu'en détruisant la cause qui la produit ou l'entretient. Autrement, pourquoi prescrire à un malade un traitement si long-temps
prolongé ? Pourquoi, après avoir fait une première tentative au printemps, une seconde à
l'automne, en prescrire une troisième, et une
quatrième l'année suivante, lorsqu'on s'est aperçu,
ou quand on a cru s'apercevoir qu'il y avait amélioration dans l'état sanitaire du malade ? Pourquoi ? C'est parce que l'on attribue ce mieux,
réel ou apparent, à l'évacuation de la cause qui
produisait la maladie, et qu'ayant obtenu un
succès, ou une apparence de succès, on se flate
d'obtenir une guérison radicale ; autrement, la
conduite du médecin qui fait prendre les eaux
à un de ses malades deux ou trois ans de suite,
deviendrait une énigme inexplicable.

Cette première observation, dont tout lecteur
sensé peut sentir le poids et la force, donne ouverture à une seconde qui vient fortement à l'appui. C'est une vérité de fait que, dans la saison

propice, ou réputée telle pour l'usage de ce moyen plus ou moins curatif, on voit des malades de tout genre, de toute espèce, de tout âge, de tout sexe, de toutes conditions affluer des divers points de la France, aux eaux minérales, jouissant d'une certaine célébrité; telles sont les eaux de Spa, de Vichi, de Bourbon-Lancy, etc. Ces endroits déserts, presque abandonnés dans le reste de l'année, présentent l'image d'une population vive et animée. Tout se meut, tout s'agite; on serait loin de croire qu'ils sont habités par une peuplade d'infirmes ou de valétudinaires. Là on voit la femme tourmentée par la maladie assez improprement nommée vapeurs, à côté de celle dont la poitrine est faible et délicate. L'homme, rongé de douleurs arthritiques, presque perclus, se promène péniblement avec le cacochyme, avec l'étique, le paralytique, l'asmathique, le néphrétique, l'épileptique; tous les malades en *ique* semblent s'être donné le mot pour se trouver à ce *rendez-vous*. L'observateur qui voudrait tracer le tableau des infirmités auxquelles le corps humain est assujéti, n'aurait qu'à y fixer son séjour.

Mais, à la vue de tant d'êtres si diversement affligés, il ne pourrait s'empêcher de se livrer à certaines réflexions qui semblent naître de la nature du sujet. Pourquoi tant de malades, affectés tous de maladies différentes, viennent-ils boire de l'eau de la même fontaine ? C'est à l'effet de recouvrer la santé qu'ils ont perdue.

Selon l'opinion des médecins, les maladies, quoique diverses entre elles, peuvent donc être attaquées par un seul et unique moyen. Admettons, pour un instant, que le même médecin n'ordonne pas les eaux minérales de tel ou tel lieu pour des maladies diverses, au moins sera-t-on forcé de convenir, en voyant les eaux fréquentées par des malades dont les maladies n'ont rien de commun, que les médecins ne sont pas d'accord entr'eux ; et de ce défaut d'accord, qui se manifeste par le grand nombre de malades diversement affligés, on peut conclure que les eaux minérales, dans l'opinion des individus chargés de procurer l'allégement de nos infirmités, ont la propriété de guérir toute espèce de maladie ou à peu de chose près.

Alors, dans cette supposition, pourquoi donc ce déchaînement contre un principe de théorie que les médecins avouent dans la pratique ? Eh! qui leur dirait : Tous ces malades que vous faites boire largement et copieusement sans avoir soif, sont affectés de maladies plus ou moins opiniâtres, et qui ont reçu de vous diverses dénominations, pourquoi les astreindre à avaler une si grande quantité d'eau ? C'est, diront-ils, afin que les sels qu'elles contiennent, sels qui, d'après l'analyse, sont reconnus être doués d'une vertu purgative, puissent passer dans la circulation, et entraîner dans leur passage ce qui fait obstacle à la santé. Fort bien ; mais quelle assurance, quelle garantie peuvent-ils donner contre la rencontre casuelle

de divers mélanges auxquels elles sont journellement exposées ? Qui nous assurera que les lieux
souterrains par où elles passent, que les réservoirs
où elles peuvent être plus ou moins long-temps
retenues, ne leur font pas contracter des qualités
nuisibles ? Serait - ce donc la première fois que
telle source accréditée et brillante de réputation,
aurait été dédaignée, même interdite, et obligée
de voir pâlir son antique gloire à la volonté d'un
médecin renommé. Tout homme de bonne foi,
à la vue de ces variétés sans nombre, de cette diversité prodigieuse de sels minéraux, cristallins,
plus ou moins sulphurés, se gardera bien d'adopter le jugement qu'on prétendrait porter sur les
propriétés des eaux qui en participent. Et, d'ailleurs, si on considère l'efficacité des moyens de
guérison par ses résultats, combien ils sont faibles et couronnés de peu de succés ! Pour quelques êtres souffrans, soulagés en apparence, mais
non guéris, combien de milliers en reviennent
dans le même état ? Et si quelques-uns ont reçu
quelque allégement à leurs souffrances, ils ne le
doivent qu'à la purgation, qu'un médecin prudent et avisé ne manque pas de faire administrer
à son malade; mesure qui concourt prudemment
à entretenir la célébrité de telle source minérale,
bien plus que les sels purgatifs qu'elle contient (1).

____

(1) Il est peut-être inoui qu'aucun médecin, même de ceux
qui ont fixé leur séjour près quelqu'une de ces *sources de vie*,
ait jamais, pour son propre compte, recouru à ce moyen prétendu curatif; ils se contentent d'en faire la dégustation.
Petit problême à résoudre.

9

CHAPITRE XVIII.

Exposition des principaux obstacles qui s'opposent à la propagation de cette méthode.

Le premier, le plus grand des obstacles, l'argument péremptoire et invincible, celui qu'on met sans cesse en avant, et dont on tire auprès du vulgaire le parti le plus avantageux, c'est que cette méthode, ainsi que les médicamens qu'elle prescrit, s'appliquent indistinctement à toutes les maladies, quelleque soit leur dénomination, et sous quelques caractères qu'elles se présentent. Quand les médecins, partie intéressée à la décrier, ont répété ce vieil adage : *remède à tous maux, selle à tous chevaux*, ils croient avoir proclamé une grande vérité, et ils n'ont proféré qu'une sottise. D'après eux, on a adopté l'adage, et on n'a répété qu'une extravagance quand on en a fait l'application à la *médecine curative*. La panacée universelle, disent-ils, serait à la médecine ce que serait à la chimie la découverte de la pierre philosophale ; en physique, le mouvement perpétuel ; en mathématiques, la quadrature du cercle ; en hydrographie, la détermination précise des longitudes en mer; il n'y a que des charlatans et des fourbes qui se vantent d'avoir de véritables panacées. Telle est la profession de foi de tous les docteurs des trois derniers siècles. Ils l'ont consignée dans tous leurs écrits et fait répéter par toutes les bouches. Mais avant de prononcer d'un ton si tranchant et si dogmatique, oseraient-ils bien dire et affirmer que toutes les découvertes utiles sont faites, et qu'il n'en reste plus à faire; que, dans l'examen de cette importante question, ils ne se sont écartés en rien des règles que prescrit une saine logique; qu'ils ont lu attentivement l'ouvrage où est contenue cette doctrine; qu'ils ont comparé les idées entre elles, examiné si elles se repoussent, ou si elles se concilient? Telle est la route que suit tout homme qui se tient en garde contre les préjugés, afin de s'acheminer plus sûrement vers la recherche de la vérité.

D'abord, avant de répondre à ces imputations qui ne reposent sur aucune base solide, il est faux d'avancer que la marche de traitement soit la même dans les divers états de maladie. Il est bien vrai que le principe est fixe et immuable; mais le mode d'application varie en raison du siége de la maladie qu'on attaque avec les évacuans analogues. Les doses ne sont pas les mêmes; les degrés de force des évacuans sont différens selon les âges et les tempéramens. Tantôt la marche du traitement est rapide et accélérée, tantôt ralantie ou prolongée selon la violence de

la maladie, ou le moins de tenacité des humeurs.
Tel malade rétablit sa santé en quatre jours, tel
autre en huit; et d'autres à qui plusieurs mois ne
suffisent pas. Ces remèdes ne sont donc pas, ainsi
qu'il plaît aux mal intentionnés de les appeler,
une selle à tous chevaux.

Ces observations une fois posées, la solution
se rattache à une question simple et fondamentale. Répugne-t-il à la raison d'admettre avec l'auteur de la *médecine curative*, qui l'a reconnu
et qui nous l'enseigne, que toutes nos maladies,
quelle que soit leur dénomination, procèdent d'une
cause unique, telle que les matières gâtées et corrompues, renfermées dans le corps humain, en
plus grande ou moindre quantité? Il n'y a pas
de répugnance là où il n'y a pas de contradiction : humeurs gâtées, produisant fermentation,
dérangement, et par conséquent maladie, sont
deux idées qui se concilient sans peine et qui
ne se repoussent pas mutuellement. Tout homme
accoutumé à réfléchir tant soit peu, comprendra
cette vérité au premier abord.

De cette vérité qui porte sa preuve avec soi,
passons à la seconde. Est-il contraire à la saine
raison d'admettre qu'une cause unique puisse être
attaquée et détruite par un seul et unique moyen?
Faites voir que cette proposition est absurde, et
la victoire est à vous; tout le système médical de
Le Roy s'écroule sur lui - même. Le principe
étant renversé, c'en est fait des conséquences.
Mais comme l'intelligence humaine lie aisément

ces deux idées, unité de cause dans les maladies, unité de moyen pour en détruire les suites ou les effets, il y a tout lieu de croire qu'on n'essaiera même pas à faire regarder comme impossible ce que l'esprit de l'homme conçoit sans peine comme sans efforts. C'est en vain que les ennemis de ces vérités lumineuses appelleraient à leur aide tout l'art des sophistes; à force de vains subterfuges, ils pourraient peut-être répandre quelques nuages sur ce principe, mais la vérité, pour cela, n'en serait pas moins la vérité.

Remède à tous maux, selle à tous chevaux. Voilà donc ce que l'on donne pour une réfutation complète dans ces sociétés qui se piquent de lumières. C'est-à-dire qu'en place du raisonnement on substitue un chétif et misérable quolibet. Prenons-le cependant pour son poids et pour la valeur qu'on prétend lui donner. C'est, en bon français, l'équivalent d'une chose impossible. C'est dire que l'un n'est pas plus possible que l'autre. Serait-il donc au-dessus des facultés d'un artiste intelligent, de trouver, dans les ressources de son génie et de ses talens industriels, le moyen d'adapter au dos de nos superbes coursiers une selle qui pût parfaitement convenir à tous ? Et celui qui aurait imaginé ou inventé ce que d'autres auraient inutilement tenté avant lui, n'aurait-il pas des droits justement acquis à l'admiration et à la reconnaissance de nos écuyers? Mais que ne doit-on pas à celui qui a trouvé, dans ses observations, ses méditations, ses recherches et ses expériences, un moyen expéditif, efficace pour guérir l'homme de ses infirmités, ou pour lui procurer un notable soulagement ?

Oui, et nous aimons à le répéter, ce genre de traitement, convenablement appliqué, embrasse sans exception tous les genres, toutes les espèces de maladies auxquelles l'espèce humaine est malheureusement assujétie. Les citations et les témoignages viendront dans leur temps ; mais amèneront-ils à la connaissance de la vérité des hommes qu'on peut appeler des aveugles et des sourds volontaires, qui, dans les sociétés et les cercles qu'ils fréquentent, croient avoir débité un aphorisme, lorsqu'ils ont dit, *cela n'est pas possible ?* Et voilà les hommes qui se targuent du titre fastueux de dépositaires de la science et de conservateurs des bons principes.

D'où vient cet homme nouveau qui prétend à lui seul renverser les anciennes doctrines ? Ne serait-ce pas une espèce d'intrus ? à coup sûr c'est un faux frère, un homme qui voudrait qu'il n'y en eût que pour lui seul (1).

Eh ! que m'importe à moi, malade, et qui brûle d'envie de me guérir, que cet homme ait été affublé à Montpellier de la souquenille du cinique Rabelais ? Que m'importent ses titres ; je n'ai besoin, pour me guérir, ni d'un titre pompeux, ni d'une pancarte plus ou moins enjolivée.

---

(1) Ces petites gentillesses ont été recueillies mot à mot de la bouche de médecins de différentes villes.

Quand je suis malade, j'ai besoin d'un médecin qui me guérisse ou au moins qui me soulage, et je m'inquiète fort peu du reste, quand j'ai eu le bonheur de le rencontrer. Il n'a ni votre approbation ni vos suffrages... S'il en jouissait, je crois que je l'en estimerais moins.

C'est un faux frère. Soit; mais il est l'ami de l'humanité. S'il perd d'un côté, il est amplement dédommagé de l'autre.

Il voudrait qu'il n'y en eût que pour lui. Eh quoi ! vous avez donc juré d'être injustes jusqu'à la fin ? Comme vous le jugez mal ! il voudrait, au contraire, *qu'il n'y en eût que pour vous.* Il vous livre sa méthode ; il vous met à découvert ses principes et ses moyens. Il vous fait, ainsi que le public, ses confidens intimes ; il n'a aucun secret pour vous ; il vous invite, à chaque page de son ouvrage, à suivre la voie qu'il vous indique, et vous n'en voulez rien faire. Est-ce sa faute, si vous montrez tant d'antipatie et d'opiniâtreté ?

Combien de malades, dites-vous, ont fait usage de ces sortes de médicamens, et n'ont pas été plus soulagés ? Combien d'autres se sont trouvés dans un état pire qu'ils n'étaient auparavant ?

Un malade sans principes fixes, sans expérience, ou dominé par de vaines frayeurs, soit qu'il les prenne en lui-même, soit qu'il les reçoive de ses alentours, substitue quelquefois sa volonté à celle de son médecin. Il éprouve dans l'action du remède une grande fatigue, un malaise; il se dégoûte; il ne veut plus suivre la marche du traitement telle qu'elle est indiquée. Est-il étonnant, après cela, qu'il n'obtienne pas la guérison qu'il désire ? Il peut arriver même que la secousse ait occasionné un ébranlement, un déplacement dans les humeurs. Lorsque ces mêmes humeurs ne sont pas évacuées, il n'est nullement étonnant que le malade se trouve dans une situation pire que la première. Mais à quoi attribuer ces fâcheux résultats ? N'est-ce pas à celui qui, par son entêtement et son indocilité, a prouvé à son médecin qu'il était peu digne des soins et des bons avis qu'il lui a donnés.

Mais le comble du malheur, pour un malade qui s'est traité selon cette méthode, c'est celui de tomber entre vos mains ! De combien de terreurs paniques ne circonvenez-vous pas son esprit ? De combien de frayeurs ne frappez-vous pas celui de sa famille ou de ses alentours ? Le plus souvent il ne tiendrait qu'à vous de consommer le bien qui est, ou a été commencé ; et vous vous y refusez. Vous ne vous en tenez pas là. Vous imputez un malaise passager à un traitement qui doit nécessairement le produire. Vous criez, vous clabaudez. Vos injustes clameurs à quoi aboutissent-elles ? A mettre au grand jour le motif de haine et de jalousie qui vous fait agir.

Mais, quand une fois on y a eu recours, il faut sans cesse y revenir, dites-vous encore.

En principe général, la plus part des malades

qui se traitent d'après cette méthode sont des personnes à l'égard desquelles ont eté épuisées toutes les ressources des médecins et de la médecine ordinaire ; des hommes dont le tempérament est fatigué par les saignées, les sangsues, la diète, par les bains réitérés et autres moyens plus ou moins préjudiciables ; tous malades qui ne présentent que de bien faibles ressources au praticien qui cède au désir de leur être utile : et l'on voudrait qu'en cet état à demi désespéré, il créât ce qui n'est plus, qu'il donnât du sang à celui qui l'a perdu par la morsure des sangsues qui s'en sont gonflées. N'est-ce pas exiger l'impossible ? Est-il étonnant, après cela, qu'un corps délabré ne soit plus capable de recouver une santé robuste, telle qu'aurait droit de l'attendre celui qui n'aurait pas subi ces cruelles épreuves ?

Il faut y revenir. Oui, toutes les fois que le besoin l'exige. Mais dans vos mains il succombait, et il eût été exempt de cette peine. Quel plus grand, quel plus précieux avantage, que d'obtenir un allégement à ses souffrances, quand on ne peut obtenir une guérison radicale ? Eh ! combien parmi ces êtres souffrans, passent des années entières sans être obligés d'y recourir ? Ne vaut-il pas mieux s'assujétir à prendre par mois trois ou quatre doses qui ne dérangent en rien les occupations ordinaires, que de descendre prématurément au tombeau ? Il faut y revenir ! Mais quel motif pousse le malade à cette action ? Il le trouve en lui-même ; c'est parce

qu'il a éprouvé un sensible, un notable soulagement. Mais, qui l'a traité auparavant ? De quelles
mains sortait-il ? des vôtres. Et il n'a donné sa
confiance à cette méthode qu'après avoir connu
par sa propre expérience et son extrême lassitude, l'inutilité des moyens que vous lui aviez
administrés. Convenez donc que votre système
de détraction n'a pour base que l'inconséquence
et l'injustice.

CHAPITRE XIX.

*Petites manœuvres exécutées à Montargis par
un corps d'éclaireurs de la grande armée
hypocratique.*

———

On prélude ordinairement à ces grandes ba-
tailles qui décident du sort des états et des em-
pires, par de petits combats, de légères escar-
mouches. Dans toute armée, il y a des corps
d'éclaireurs, dont les fonctions militaires sont
d'aller à la découverte, de sonder le terrain,
dresser des embuscades, tendre ce que l'on appelle
des piéges. Le jury-médical d'Orléans s'est couvert d'une gloire immortelle dans une excursion
qu'il fit à Montargis, sur la fin de l'année 1817,
et a rempli à merveille les fonctions déléguées

(139)

aux éclaireurs d'un corps d'armée. Il y a cependant loin d'une escarmourche, qui ne termine
rien, à une bataille décisive ; les médecins d'Orléans pourraient à ce sujet rendre un témoignage
non suspect.

Il existe à Montargis une dame estimable, et
respectée de tous les honnêtes gens du pays. Depuis plus de douze ans elle était liée d'amitié avec
l'homme de l'art, que de charitables confrères
poursuivent à toute outrance. Cette liaison avait
pris sa source dans les infirmités qu'elle avait res-
senties à l'âge de cinquante ans. A l'aide de ses
conseils et des médicamens qui lui avaient été
prescrits, elle avait franchi cet espace de la vie,
dans lequel on voit malheureusement succomber
tant de mères de famille, dont la mort prématurée est un juste sujet de deuil et de larmes pour
ceux qui leur survivent.

Occupée de bonnes œuvres, jamais plus contente, jamais plus satisfaite que quand elle avait
concouru, selon ses moyens et facultés, à rapeler
à la santé et à la vie des malades abandonnés par
les médecins du pays ; elle trouvait dans son
cœur la plus belle et la plus pure des jouissances, celle d'avoir soulagé des malheureux. Tantôt pour obliger, en demandant pour son propre
usage des médicamens, elle en demandait pour
le compte de ses amis (et une ame aussi bienfaisante pouvait en compter par centaines). D'autres fois, par un sentiment de commisération, qui
caractérise les personnes de son sexe, à l'égard

des pauvres à qui la modicité des moyens ne permettait pas d'atteindre au prix des bouteilles entières que lui expédiait le pharmacien de Paris, elle s'était permis d'opérer des fractions de ces mêmes médicamens, et en recevait la juste valeur de ceux qui étaient en état de la payer.

Les pharmaciens de l'endroit ne voyaient pas ces sortes de cessions avec un œil d'indifférence.

Leurs pratiques s'éloignaient à mesure que la confiance en la méthode du chirurgien Le Roy augmentait; et la confiance croissait en raison des succès et des victoires remportées sur la maladie, et peut-être sur la mort. Ce qu'on appelle assez improprement la basse classe de la société s'en trouvait bien. La classe moyenne publiait à haute voix les guérisons obtenues. La haute classe, qui touche à celle-ci par des points intermédiaires, commençait à se dépouiller de ses préjugés, et sentait le besoin qu'elle avait de s'affranchir de ces vaines formules qui ne guérissent de rien, parce qu'elles ne reposent sur rien. En un mot, Montargis présentait le tableau d'une cité divisée sur les systèmes et les opinions qui se rattachent à la conservation individuelle.

Sur ces entrefaites, arrive le jury-médical d'Orléans. Il ne fallait rien moins que la présence d'hommes investis d'un grand caractère, d'un caractère légal, d'un titre scientifique pour faire cesser un pareil scandale. A l'arrivée de ces personnages, Montargis ne fit pas retentir ses campagnes environnantes du bruit de son artillerie,

Des motifs particuliers exigeaient qu'une pareille arrivée fût enveloppée du voile de l'*incognito*. Il fallait employer des moyens cachés, des ruses de guerre. Pour charmer les ennuis de ce voyage, ces bons Messieurs avaient sans doute étudié leur *Frontin* (1), avec le dessein bien prononcé de faire usage de tous les stratagêmes propres à seconder leurs projets.

Ces sortes d'inspecteurs généraux, ces surveillans de la vie humaine, ne voyagent point à leurs dépens, et cela paraît être dans l'ordre. Il y a, ou au moins il doit exister, une caisse d'indemnité pour couvrir des frais de voyage, estimés nécessaires, puisque la loi les autorise ou les prescrit. Nos docteurs ne sont pas dupes, ils savent bien qui les payera. Mais il faut contenter son monde et gagner son argent. Ceux qui payent sont fort aises d'être bien servis. Aussi, nos docteurs se sont-ils empressés de donner des preuves de zèle et de dévoûment à leurs subordonnés de Montargis. L'assemblée générale des suppôts de la faculté est convoquée; médecins, chirurgiens, pharmaciens, tout est en l'air. Chacun se place en raison de la dignité et de l'ancienneté; le doyen prend la parole, et dit :

« Messieurs, jamais, non jamais, votre présence ne fut plus nécessaire dans l'enceinte de ces murs. Le scandale y est porté à son comble. Il

____

(1) Auteur latin qui a composé un ouvrage sur les ruses de guerre.

a gagné, infecté les diverses classes de la société. Nombre de malades, ci - devant nos tributaires, s'affranchissent des droits que nous exercions sur eux. On en voit même qui semblent nous dire avec un sourire malin : *Dorénavant, nous pouvons nous passer de vous.* Un coup d'éclat est indispensable, sans quoi la médecine et la pharmacie sont frappées d'un coup mortel ; d'un coup dont il leur sera impossible de se relever. Vous seuls, Messieurs, êtes investis d'un pouvoir qui vengera nos droits outragés. Frappez, tonnez, il en est encore temps. Il faut un grand exemple ; vous seuls pouvez le faire, nous venger en vous vengeant vous-mêmes. »

Quel jury-médical eût pu résister à de si puissans motifs ? Qui n'eût cédé en pareil cas à l'impulsion d'une éloquence aussi entraînante et aussi persuasive ?

On délibère. Ce n'était pas l'histoire du conseil tenu par les rats, tel que l'a tracé le bon La Fontaine. Comme il n'y avait ni péril ni encombre, c'était entre ces Messieurs une noble émulation à qui attacherait le grelot. L'honneur en fût déféré à celui qui, dans cette brillante réunion avait montré une ardeur digne d'un si noble choix. Un génie fécond et hardi ne manque jamais d'expédients ni de ressources. D'ailleurs, il en faut si peu pour diriger ses attaques contre une femme estimable, que ses années rendaient moins respectable encore que ses vertus.

On serait peut-être tenté de croire et de crier

à la supposition des faits qu'on va lire. Ils sont de la plus exacte vérité. J'en appelle à la conscience de certains docteurs. Qu'ils osent démentir ces allégations, elle leur en fournira la preuve incontestable. L'un d'eux, et cela a été dit, faisait le guet aux environs de la maison, que l'on va voir bientôt assiégée, et attendait le résultat de l'expédition dont on va connaître les détails.

On choisit deux êtres bien dignes de jouer un rôle aussi méprisable, et de seconder les vues de semblables agents. Ont-ils été subornés à prix d'argent ? Il a été dit qu'ils avaient reçu chacun cinq francs pour prix de leur perfidie. Tous deux se présentent assez avant dans la nuit au domicile de cette femme, estimée de tous ses concitoyens, et que ses moyens de subsistance et une fortune suffisante mettent au-dessus des bénéfices qu'on voudrait gratuitement supposer. Non, il n'est pas de traits pour dépeindre une pareille infamie. Non, il n'appartient qu'à des hommes avilis et méprisables de recourir à des moyens aussi indignes, aussi avilissants. Des hommes qui savent si bien se composer quand ils sont au chevet du lit d'un malade, qui parlent dévotion avec les hommes religieux, qui font profession de philosophie avec les penseurs à la mode, ont, comme on dit, plus d'une corde à leur arc; habiles dans l'art de feindre, ils sont en état d'en donner des leçons. Ils ont donc trouvé, en payant, des coopérateurs dévoués. Il n'était question que de

feindre ; c'est une chose facile quand on a un peu
de disposition à la duplicité, et quand on est
formé par de pareils maîtres.

L'un de ces deux mandataires de nouvelle espèce joue le rôle d'un père affligé ; il s'annonce
comme ayant un enfant malade à toute extrémité ; comme un père ayant perdu tous ses enfans par l'impéritie des médecins du pays. On
le refuse ; on le renvoie vers les gens de l'art.
Nouvelles grimaces ; il se lamente ; il verse des
larmes hypocrites ; il s'agenouille, pour vaincre
plus aisément une résistance qui avait son principe dans une prudence raisonnée. L'âme d'une
mère est susceptible d'émotions qu'il n'appartient
qu'à elle de sentir. Elle cède à des instances qu'elle
aurait dû repousser, si elle eût prévu que sa
complaisance eût pu lui préjudicier. Elle se dé-
saisit bénévolement en faveur de ce perfide d'une
portion de ces médicamens, qu'elle réservait pour
son usage personnel. Un agent du pouvoir, em-
busqué, arrête, ou il a l'air d'arrêter ces deux
individus ; il entre avec eux dans cette même
maison, où les médicamens avaient été délivrés.
On fait subir, à cette estimable personne, une
espèce d'interrogatoire. On lui demande si elle
reconnaît les deux individus qui se sont présen-
tés chez elle, ainsi que les médicamens qu'elle a
délivrés.

Le coupable pâlit, tremble, nie ; l'ame honnête et vertueuse ne rougit pas d'une bonne action. On verbalise ; elle reconnaît tout ; elle signe

tout. Eh ! que ne peut-on pas insérer dans un procès - verbal ? Quelles armes ne peut-on pas présenter contre une femme de soixante-quatre ans , n'ayant que deux domestiques avec elle , et assaillie d'êtres de cette espèce ?

Tout glorieux d'un pareil triomphe , nos éclaireurs font diriger une citation au tribunal de police correctionnelle, au nom du ministère public, que les gens de l'art savent si bien mettre dans leurs intérêts. Tout ce qu'il y avait d'ames honnêtes et bien pensantes dans Montargis et ses environs, furent saisies d'indignation et contre le procédé et contre ses auteurs. Cinq cents personnes, infructueusement traitées par leurs médecins, et guéries d'après la méthode et les procédés du chirurgien Le Roy, crient à la perfidie, à la persécution contre la chose dont l'utilité est démontrée. Les cris de l'indignation mêlés aux accens de la reconnaissance, rétentissent jusqu'aux oreilles des organes des lois. Mais tant éloquente que soit la voix de cette foule de malheureux guéris, ou au moins notablement soulagés, il faut qu'elle s'amortisse contre des réglemens dressés ou sollicités par des hommes qui ont un si grand intérêt à étendre la sphère de leur domination, et à s'assurer l'exploitation d'une mine féconde et productive.

Combien a dû être pénible la situation de magistrats recommandables, qui se sont crus dans la nécessité de faire subir la honte et la flétrissure d'un jugement de police correctionnelle, à un acte d'humanité et de sensibilité généreuse.

Si cette dame, estimable sous tous les rapports, a appris, à ses dépens, qu'il n'est pas toujours permis de faire le bien, parce que certaines conventions sociales s'y opposent, elle a reçu, en dédommagement et par une honorable et glorieuse compensation, l'expression de la reconnaissance de plusieurs centaines de malades auxquels elle a, autant qu'il était en son pouvoir, procuré la guérison, et qui lui tiendront bon compte des pas, des démarches, des courses, des fatigues et des désagrémens inséparables de la poursuite d'un procès dont il était difficile alors de calculer les résultats. Le tribunal de Montargis crut qu'il était de son devoir de porter un jugement peu favorable à la prévenue. Son délit consistait en ce qu'elle avait reçu d'une personne qu'elle croyait en état de payer, la modique somme de *quinze sous*, prix juste de la fraction qu'elle avait opérée. Mais par un sentiment inné dans le cœur de toute ame honnête, le tribunal, cédant à cette noble impulsion, s'était contenté de la condamner aux frais de la procédure, et avait répugné à appliquer l'amende contre une personne qui n'était coupable que pour avoir ignoré des lois réglémentaires, oubliées ou perdues dans la poussière des greffes (1).

____

(1) Dans l'immense dédale de nos lois, il est peu surprenant qu'un délit non prévu par le Code ait mis en défaut plus d'un homme de loi, et ait embarrassé plus d'un magistrat.

CHAPITRE XX.

*Grande colère des éclaireurs de l'armée hy-
pocratique contre le tribunal de Montargis.*

Acharnés à la poursuite de leur victime, les
mêmes médecins redoublent leurs cris. C'est, à
les entendre, un mépris formel de la part des
magistrats du tribunal de première instance ; c'est
une scandaleuse prévarication, une violation sa-
crilège des lois. Nouvelles intrigues. Le corps
de réserve s'ébranle à son tour, il marche au secours du corps de bataille ; l'autorité administrative se charge de faire la dénonciation du jugement au tribunal supérieur, c'est-à-dire, au magistrat chargé, par son emploi, de veiller au
maintien et à l'exécution des lois. La cour royale
d'Orléans se trouve investie de la poursuite de
ce prétendu délit.

Qu'on se figure une femme estimable et mé-
ritante, âgée de soixante-quatre ans, placée dans
la dure nécessité de quitter ses foyers dans la
saison la plus rigoureuse de l'année, au milieu
des neiges et des glaces, forcée de traverser par
des chemins affreux vingt lieues de pays, pour
comparaître devant une cour d'appel, y subir

un nouvel interrogatoire, y éprouver le désagré-
ment d'une amende, légère à la vérité, mais qui
suppose toujours une espèce de délit, et l'on
aura l'idée de l'amour que ces docteurs *excur-
sionnaires* ont pour l'humanité, pour la justice
et l'exacte observance des lois qui se rattachent
à la conservation de l'espèce humaine. Mais
quels justes sentiments d'indignation ne pénétre-
raient pas l'ame du lecteur, si l'on mettait sous
ses yeux les inepties, les sotises, les calomnies
absurdes qui sont sorties de la bouche de quatre
docteurs, soit en médecine, soit en chirurgie,
dont le ministère public avait jugé convenable
de s'entourer pour éclairer sa religion.

C'est là qu'on vous a vus figurer, vous
qui avez ourdi l'intrigue de Montargis. C'est
là qu'un d'entre vous, au mépris de la vérité,
a déclaré que les médicamens distribués par la
dame B.... étaient un poison *actif et très-actif,*
quoique confectionnés selon les règles prescri-
tes par les lois de la pharmacie. C'est là que
vous n'avez pas rougi d'avancer, en présence
d'un auditoire qui ne vous a pas fait l'honneur d'ajouter foi à vos paroles, que le seul amour
de la vérité et de l'humanité vous faisait tenir ce
langage. C'est là que vous n'avez pas eu honte
de dire qu'il était à votre connaissance que plusieurs personnes étaient mortes par l'effet de ce
remède pernicieux. C'est là que, par une forfan-
terie qui sentait le terroir de vingt lieues à la
ronde, l'un d'entre vous a dit que jamais sa clientelle

ne s'était plus accrue que depuis l'introduction de cette méthode dans Orléans. C'est là que pour donner le dernier coup de pinceau au tableau hideux que vous veniez de tracer, vous avez porté l'impudence jusqu'à affirmer que tous les jours vous étiez exténués de fatigue à force de courir au secours des insensés, ou des aveugles qui avaient fait usage de ce poison, et qui avaient trouvé la mort là où ils croyaient trouver la vie.

Que prétendiez-vous ? Quelles espérances aviez-vous donc conçues en débitant d'aussi absurdes calomnies ? Vous avez cru sans doute en imposer au public; affaiblir, anéantir par là l'existence et le mérite de plus de cinq cents guérisons bien connues de vous et mieux connues encore de ceux et celles sur qui elles ont été opérées. De toutes vos machinations, de toutes vos déclamations, quel avantage en a-t-il résulté pour vous? La perte de la confiance d'un grand nombre de personnes. Le discrédit, la honte et la confusion, pour ne pas dire le mépris, ont été la juste punition que vous avez méritée et encourue. La dame B.... a succombé dans la poursuite de cette procédure, et elle a subi une amende... Eh bien! voilà quel a été le résultat de vos imputations. Un gendarme présent à l'audience, fit ce raisonnement plus ou moins concluant : Il faut que ces médicamens soient doués d'une grande efficacité, puisque les médecins se déchaînent contre eux avec tant de force. Il était malade. Deux jours après il se met en traitement et il se guérit! Un autre, officier public dont l'emploi est de signifier les ordres de la Cour, avait aussi été le témoin du même déchaînement de la part de ces prétendus conservateurs de l'espèce humaine ; il avait aperçu de l'humeur, de la passion dans les déclamations de ces mêmes hommes. Une certaine méfiance s'empara de son esprit. Fatigué depuis long-temps, traité sans succès par eux, il crut que les procédés contre lesquels ils s'étaient déchaînés avec tant d'acharnement pouvaient lui procurer la santé qu'il cherchait depuis si long-temps et qu'ils lui avaient si vainement promise. Il se traite, il se guérit ; il guérit son épouse, ses enfans, sa parenté. Eh! combien d'autres ont suivi son exemple!

Tels, dans les premiers jours du Christianisme, les moyens qu'on employait pour le détruire tournaient à sa gloire et convertissaient souvent les proconsuls, les préfets, les magistrats, et jusqu'aux officiers chargés de l'exécution de leurs ordres....

CHAPITRE XXI.

Grand sujet d'allégresse à l'occasion de la victoire remportée à Montargis.

Oh ! qu'il faisait beau voir les visages rayonnans de nos docteurs le jour, le lendemain et les autres jours qui ont suivi leur triomphe !

Comme ils se pavanaient à l'occasion d'une victoire remportée sur une femme sans défense, ou
qui n'avait pas su se défendre et qui n'avait succombé que par surprise ! Comme ils se sont empressés d'aller dans leurs sociétés respectives
receuillir le tribut d'éloges et de complimens
qu'on décerne ordinairement aux vainqueurs !
Quel empressement pour faire insérer au journal
du département le récit du combat auquel on
pourrait appliquer à juste titre ce vers d'un de
nos poëtes :

A vaincre sans péril, on triomphe sans gloire.

Comme ils se sont disputés entr'eux, l'honneur de la rédaction d'un article, qui devait
transmettre aux générations futures, la victoire
qu'ils avaient remportée ! Comme ils attendaient
avec impatience l'impression vive et profonde
que cet intéressant article devait opérer sur l'esprit d'un vulgaire, ou prévenu en leur faveur,
ou qui ne connaissait que bien imparfaitement
le fond de cette affaire contentieuse.

Enfin, après bien des débats, bien des observations, bien des contestations, l'article est consigné au journal du département, avec cette
dose de sel attique qui rend intéressantes les
plus petites choses, leur donne de la valeur, et
qui est comme le cachet de cette production pé-
riodique.

« C'est donc une affaire finie, terminée, con-
» sommée ! Ce n'est plus un problême ! La ques-

» tion est résolue. La méthode de *Le Roy* est
» coulée à fond, et anéantie pour jamais ! Pour-
» rions-nous craindre les répliques ! N'avons-
» nous pas pour nous le magistrat inspecteur né
» du journal (1)? Ne nous sommes-nous pas assu-
» rés par avancé qu'aucune réclamation n'y pourra
» trouver place ? Nous sommes donc les maîtres
» absolus du champ de bataille.

» A la lecture de cet article , quelle contenance
» fera son correspondant d'Orléans ? Serait-il à
» l'avenir assez hardi que d'entretenir des relations
» frappées d'anathème par un jugement authen-
» tique et solennel ? Il est temps qu'un scandale
» aussi criant ait un terme. Nous en jurons par
» Esculape ; nous lui tendrons tant de piéges ,
» nous ferons mouvoir tant de ressorts qu'il fau-
» dra de toute nécessité qu'il succombe. Sa dé-
» faite est inévitable et le jour de son humiliation
» est proche. »

Tels étaient les chants d'allégresse et les cris
de victoire qui rétentissaient dans les cercles que
fréquentaient les suppôts d'Hypocrate.

Un arrêt de cour souveraine, un article dans
le journal, et pour surcroit un joli petit raisonnement qui servait d'appui à cet échafaudage.
La dame B... a été condamnée par arrêt à une
amende de quarante francs pour avoir distribué
les remèdes prescrits par le chirurgien *Le Roy* ;
donc ces médicamens sont pernicieux. Et voilà

______

(1) Les journaux étaient alors soumis à la censure du préfet.

ce qui était répété par nombre de bouches, et dans ces cercles qui s'appellent la bonne compagnie. Voilà ce qu'on ne craignait pas de donner pour un raisonnement concluant et comme ayant force de démonstration.

Quand on a pour soi de pareils moyens, on peut bien entonner l'hymne de la victoire, marcher la tête haute et couronnée de lauriers, et se proclamer les maîtres absolus et les dominateurs de l'opinion !

Ce chapitre paraîtra peut-être court; mais ne faut-il pas qu'il soit en proportion avec la durée du triomphe ?

CHAPITRE XXII.

Affaire d'Orléans, ou grands moyens employés par le jury-médical de cette ville pour anéantir la médecine curative.

Huit mois s'étaient à peu-près écoulés depuis la victoire remportée sur une femme, qui n'était coupable que pour avoir fait le bien avec trop peu de circonspection. Les médecins d'Orléans, ayant à leur tête les membres du jury-médical qui avaient conduit l'expédition de Montargis, employèrent ce temps pour concerter entre eux de nouveaux moyens d'attaque. A la vérité, ce

n'était plus le même ennemi qu'ils avaient à combattre ; mais on est bien fort quand on est couronné des lauriers de la victoire. Quelques fois
la présomption s'en mêle. La prudence ne pré-
side pas toujours à nos conseils. Quand la pros-
périté nous aveugle, on est exposé à adopter de
fausses mesures. On ne mûrit pas assez sou plan
d'attaque, et la victoire, qui comme la fortune
sa sœur, est journalière et capricieuse, déjoue
toutes nos espérances et finit par tourner le dos
à ses favoris. L'affaire intentée à Orléans par le
jury-médical en fournira la preuve.

Depuis environ six à sept ans , cette ville
jouissait du bienfait inestimable d'une méthode
qui avait rendu la santé et la vie à plus de quinze
cents de ses habitans. Le bien s'opérait avec
tous les égards et tous les ménagemens possibles ,
pour ne pas froisser l'amour-propre extrêmement
chatouilleux des suppôts d'Esculape. Dans le
nombre des malades, il s'en est trouvé plus d'un
qui, pour ne pas rompre en visière et ne pas trop
fronder les préjugés en faveur, recevait la visite
du médecin, ne se conformait en rien à ses ordonnances, et suivait dans le secret les prescriptions de l'auteur de de la *Médecine curative*.
Combien, entre ces disciples d'Hippocrate, à qui
l'on avait caché les moyens curatifs mis en usage, ont vu avec étonnement le changement presque miraculeux opéré sur certains malades qu'ils
croyaient seuls avoir guéris par les moyens qu'ils
avaient indiqués ! Combien d'autres, dont cer-

tains médecins avaient dit *qu'ils ne sortiraient jamais de leur maison que les pieds devant*, abandonnés par eux, dans une situation complétement désespérée, munis des derniers sacremens, recommandés, comme agonisans, aux prières des fidèles, sont revenus à la vie, et depuis six ans, jouissent encore de ce bienfait! mais comme le secret de quinze cents malades notablement soulagés, ou radicalement guéris ne peut être long-temps un secret, il a fallu s'attendre à une grande explosion.

Les mêmes médecins d'Orléans avaient, dans l'intervalle de cinq à six ans, fait plus d'une démarche, plus d'une tentative. Entre autres, on les avait vus fatiguer la première autorité du département et défiler à la queue les uns des autres à l'effet d'appuyer les suggestions du docteur accrédité dans la maison. Cédant à leurs instances, et persuadé qu'il servait la cause de l'humanité, ce digne et respectacle magistrat en avait écrit au ministre. Quinze jours s'écoulent; point de réponse; et cette réponse si long-temps attendue n'est point encore arrivée. Depuis quand écrit-on contre un homme qui exerce sa profession en vertu de titres voulus par la loi?

Précisément dans ce même temps, la femme de cuisine de ce même magistrat, malade depuis huit ans, et arrivée à Orléans, dans ce pitoyable état, avait été traitée depuis huit mois de séjour dans cette ville par les médecins de la maison sans qu'il parût aucune amélioration dans son sort. On lui indique la méthode de traitement du médecin Le Roy ; elle l'adopte, elle s'y conforme ponctuellement ; elle recouvre un tel état de santé et d'embonpoint que sa maîtresse, alors absente, eut peine à la reconnaître lorsque cette femme vint la féliciter sur son retour.

Ce digne magistrat commença alors à comprendre que la jalousie jouait le principal rôle dans cette méprisable intrigue.

Premier trait de providence. Un malade guéri sous les yeux et dans la maison du magistrat dont on a prétendu se servir pour étouffer une vérité qui se rattache de si près au bonheur et à la conservation de l'espèce humaine.

Mais ces démarches, dont on n'avait pas obtenu le succès qu'on s'en était promis et dont l'amour-propre s'était prématurément flatté, ne présentaient pas un caractère assez imposant. On a voulu faire parler les lois et faire retentir les tribunaux de prétentions qui n'aboutissaient à rien moins qu'à faire prononcer de rudes amendes, pour ne pas dire des peines afflictives, contre les fauteurs et les propagateurs d'une doctrine qui renverse l'échafaudage des anciens systèmes. Cachés derrière le rideau, enfoncés dans l'obscurité des ténèbres, les mêmes instigateurs ont circonvenu, à force de mensonges, le ministère public, et se sont servis de sa main pour décocher quelqu'un de ces traits que lançait autrefois le vieux Priam. Par suite de leur haine et de leur acharnement contre un homme qu'ils n'osent attaquer de front, parce que la loi, le droit, la raison et l'évidence des faits sont pour lui, ils ont attaqué celui qui correspond avec lui, et donné lieu à une procédure qui présente un caractère d'intérêt d'autant plus important qu'il touche de plus près au bonheur de l'humanité.

Les médecins de Lyon, dont on a exposé la conduite et les procédés au commencement de cet opuscule, ont été, à proprement parler, au moins à cette époque là, un modèle de modération, de décence et de savoir vivre en comparaison de ceux d'Orléans. Les premiers se sont escrimés sur un corps inanimé; ils ont laissé en paix l'intermédiaire bénévole et obligeant qui transmettait aux malades les médicamens qui leur étaient adressés par le pharmacien de Paris. Ceux d'Orléans n'ont pas instrumenté sur les morts, ils se sont adressés directement aux vivans.

C'était le 6 novembre 1818 que le jury-médical, composé de deux docteurs en médecine et de quatre pharmaciens accompagnés d'un commissaire de police, se présentèrent vers les quatre heures et demie du soir au domicile d'un prêtre de cette ville, comme prévenu par la clameur publique de distribuer des médicamens prohibés par la loi. A l'aspect d'un cortége si nombreux et composé d'élémens si extraordinaires, pour ne pas dire si bizarres, son ame éprouva une émotion involontaire; il se rappela la scène de Molière où le sieur de *Pourceaugnac*

est poursuivi par une horde de médecins et d'a-
pothicaires.

Notre jury (car il faut appeler la chose par
son nom) avait calculé par anticipation, dans
sa haute sagesse, qu'il y avait une sorte d'inconvenance à mettre en cause et à traduire devant
un tribunal de police correctionnelle un prêtre
à cheveux blancs, un homme investi d'un caractère respectable. Ce jury savait, et n'en pouvait
douter, qu'il était la cheville ouvrière ; mais,
soit un reste de respect, soit toute autre chose ;
ce qui est plus présumable, on voulait, à quelque
prix que ce fût, l'écarter de la cause. Aussi l'in-
terpellation du commissaire de police fut - elle
dirigée non pas contre lui, mais bien contre la
personne chez laquelle ou avec laquelle il de-
meure. Frappé, indigné de cette injustice, ce
prêtre prend la parole, et dit : « Non, Messieurs,
» ce n'est point M.lle C... que cette affaire con-
» cerne, elle ne regarde que moi ; j'y suis pour
» tout, et elle y est absolument étrangère. »

Cette réponse inattendue déconcertait les projets du jury. On voulait un coupable ; mais on ne
voulait pas celui qui se déclarait l'être, en suppo-
sant toutefois qu'il y eût eu contravention à la loi.
« Ce n'est pas vous, dirent-ils à cet ecclésias-
» tique, que nous inculpons, c'est M.lle. C... —
» Et moi je vous réponds que je suis seul à
» entretenir correspondance avec M. Le Roy ;
» moi seul transmets à ses malades les médica-
» mens qu'il fait confectionner par le pharma-

» cien investi de sa confiance, lequel pharmacien
» me les envoie sur la demande qui lui en est
» faite. — En avez-vous de ces médicamens ?
» Oui, j'en ai, et je serais bien fâché de n'en
» pas avoir. — Pouvez-vous nous les montrer ?
» — Sans doute, suivez-moi. « Et l'honorable
cortége de suivre ses pas. En ouvrant l'armoire
où ils étaient déposés, en voyant sept à huit
bouteilles de différente capacité (les plus grandes étatent de la contenance d'un quart de li-
tre) : « Oh! oh! voilà un dépôt, saisissons, dit
» un du cortége. Il leur fut répondu : rayez ce
» mot *dépôt*, il est déplacé; ce sont des médi-
» camens de divers degrés pour moi et pour les
» personnes de ma maison. — Voilà des livres
» de la *Médecine curative* aussi pernicieux que
» le remède. — Sans contredit, j'en ai au ser-
» vice de mes amis et même à votre service,
» aussi bien que les médicamens, si vous me
» requérez d'en faire venir pour vous; car je sais
» également obliger et mes amis et mes ennemis. »

Comme le prétendu dépôt n'offrait qu'une collection de sept à huit bouteilles tant grandes
que petites, une voix dans la foule s'écria : *Fai-
sons perquisition.* Cette espèce de clameur de
Haro n'eût cependant aucune suite, et après quelques grossiéretés de la part d'un homme dont
on ne devait pas les attendre, le cortége se re-
tira sans avoir verbalisé, se réservant sans doute
à dresser le procès-verbal à son loisir, en temps
et lieu convenables.

Ces hommes si profondément versés dans l'art qu'ils exercent ou qu'ils pratiquent, ont prouvé qu'il est plus difficile de faire un procès-verbal en conformité avec les formes voulues par la loi que de tâter le pouls d'un malade et de dicter une ordonnance. Ne voilà-t-il pas que ce malheureux procès-verbal , qui devait faire la base d'une procédure de la plus haute conséquence, a été rédigé en dépit de toutes les formalités réquises.

D'abord, le jury-médical, d'après l'art. XXX de la loi du 21 germinal an XI, n'a le droit de se transporter que dans les lieux où l'on FABRI-QUERA ET DÉBITERA sans autorisation légale des préparations ou compositions médicinales. Il suit de cette loi, dont tout l'esprit et le but ont été d'empêcher que nulle personne étrangère à l'art de guérir ne s'immisçât dans la fabrication et vente de médicamens quelconques, que là où on né fabrique point, il n'y a pas de débit. Le jury-médical d'Orléans savait bien qu'il ne voulait poursuivre que des médicamens fabriqués par un homme de l'art , et qu'il ne lui restait de ressource que son espérance, toutefois criminelle, de vouloir torturer la loi.

Le jury ne pouvait se présenter au domicile du prévenu qu'en vertu d'une autorisation spéciale , signée du maire ou du préfet, et cette autorisation, il n'avait pas eu soin de s'en munir. Cependant il s'y s'est présenté. Lorsqu'il n'y a ni voies de fait, ni résistance, le procès-verbal doit être rédigé sur le lieu et le même jour; il a été rédigé le 10, c'est-à-dire quatre jours après cette visite, attentatoire aux droits de tout citoyen, quand elle est faite en opposition avec la lettre et l'esprit de la loi. Le procès-verbal devait être dressé en présence des parties, revêtu de la signature des personnes censées en contravention, et en cas de refus de leur part, mention devait en être faite : il a été fait à leur insu; partant, toutes les formes essentielles ont été violées.

Il n'est nullement étonnant que des hommes ordinairement préoccupés d'objets de la plus haute importance, aient mis peu de valeur à la rédaction d'un procès-verbal. Un jury-médical qui n'est pas tout-à-fait une autorité, mais quelque chose qui en approche, peut, jusqu'à un certain point, se regarder comme au-dessus de pareilles vétilles. Rien n'a empêché cependant que le procès-verbal n'ait été annulé dans toutes ses parties : que les organes de la loi n'en aient fait bonne et prompte justice. Il y a tout lieu de croire que s'ils étaient à recommencer, ils agiraient avec plus de circonspection. On leur pardonne volontiers ce petit acte de maladresse, il en est tant d'autres beaucoup plus graves qu'il faut bien leur pardonner.

Mais il est une chose à l'égard de laquelle il est impossible d'user de la même indulgence, c'est le tissu et l'ensemble de faussetés et de mensonges qui en formaient la substance et le contenu. Croirait-on que sept hommes, parmi lesquels il s'en trouvait qu'on devait croire à l'abri du soupçon d'une pareille indignité, aient connivé de concert dans le même mensonge; qu'ils aient tous concouru à consommer ce mystère d'iniquité; qu'ils aient eu l'audace d'apposer leur signature au bas d'une pièce dans laquelle ils ont affirmé, en face des lois, que toutes les réponses ci-dessus ont été faites par la personne qu'on avait juré de mettre en cause, et non par l'ecclésiastique de la bouche duquel elles étaient littéralement sorties ?.

Le pas était glissant; la situation était critique; il n'y avait d'autre moyen que l'inscription en faux par la voie des témoins. Quand on voit sa maison assaillie par un commissaire de police, deux médecins, quatre apothicaires, songe-t-on à chercher des témoins ? Entre-t-il même dans l'esprit, que sept hommes se réunissent pour affirmer et signer un si grossier mensonge, une si abominable imposture ?

Ce procès-verbal a été frappé de nullité; sans cela la vérité eût été opprimée, et le mensonge eût triomphé. L'iniquité s'est prise dans ses propres filets.

Second trait de providence. On voulait mettre l'innocence aux prises avec l'injustice, et le ciel a pris la défense de celle qu'on voulait opprimer.

Cependant dans l'intervalle de temps qui s'est écoulé entre la discussion touchant la validité du procès-verbal et le jugement qui l'a annulé, le véritable contrevenant, ou réputé tel, crut qu'il était de son honneur de ne pas laisser l'innocent sous la verge de l'accusation ou de la prévention, et dans une visite qu'il fit, tant au vice-président du tribunal, qu'au substitut du procureur du Roi, chargé de la poursuite de cette affaire, il protesta que si quelqu'un était coupable, ou en contravention avec la loi, c'était lui déclarant, et non pas la personne citée à comparaître et qui avait déjà comparu ; qu'il priait ces magistrats de prendre cet aveu en considération ; qu'il était prêt à faire cette déclaration, soit de vive voix en plein tribunal, soit par écrit, avant qu'on prononçât sur la validité ou l'invalidité du procès-verbal. Imaginerait-on que le magistrat, chargé du ministère public, ait fait cette réponse : *Eh bien ! au lieu d'un prévenu nous en aurons deux, et ne soyez pas surpris si je poursuis cette affaire aussi loin qu'il dépendra de moi.*

Quelques personnes prudentes, à la connaissance desquelles cette première tentative était parvenue, avaient présumé que le jury-médical serait assez avisé pour empêcher qu'on ne donnât suite à cette affaire. Elles disaient : ou ces remèdes contre lesquels le jury s'élève avec tant de force produisent tous les excellens effets qu'on leur attribue, ou cette prétendue efficacité n'est qu'une illusion chimérique, sans fondement ni réalité. S'ils sont véritablement ce qu'on les dit être, tous les jurys de l'univers, tous les tribunaux n'empêcheront jamais la confiance dans une méthode qui contribue au soulagement des infir-

mités humaines : on pourra l'entraver, la retarder, mais jamais on ne viendra à bout de la détruire. Si les médicamens prescrits par ce médecin sont sans efficacité, ils tomberont d'eux-
mêmes sans que les médecins s'en mêlent. L'opinion et l'expérience en feront prompte justice,
ils auront le sort de tant de prétendues découvertes dont le temps emporte jusqu'au souvenir.

Ce raisonnement si simple, mais si concluant,
n'a pas empêché le ministère public de donner à
cette affaire une publicité qui, par l'événement,
a tourné à l'avantage de cette méthode de traitement, ainsi qu'on va bientôt le voir. Deux
jours après le jugement qui a prononcé la nullité
du procès-verbal, double assignation ; et au lieu
d'un inculpé, il s'en trouva deux. Citation à
comparaître *comme prévenus de vente de remèdes secrets et autres griefs qui seront plus
amplement développés à l'audience.* Cinquante témoins, disait-on, devaient être entendus à la requête du ministère public ; mais, en
définitif, il ne s'en est trouvé que sept.

Pour éviter la collusion et la subornation, les
assignations ont été lancées le mardi 23 février
au soir et le mercredi 24, à huit heures du matin, immédiatement avant l'audience.

On appelle la cause. Le ministère public, dans
un préambule plein de cette éloquence énergi-
que qui rappelle les beaux jours d'Athènes et de
Rome, invoque toute la rigueur des lois contre

le prétendu vendeur d'un *remède secret qui
portait la mort et le deuil dans les diverses
classes de la société.*

CHAPITRE XXIII.

Grandes espérances déçues.

Après un préambule qui semblait, par sa vé-
hémence, propre à porter le trouble et la cons-
ternation dans le cœur de l'innocence même,
tout l'auditoire était dans une attente respec-
tueuse, mêlée d'une sorte d'inquiétude. Chacun
se demandait : Combien y a-t-il de témoins à
entendre ? Quelle sera la nature de leurs dépositions ? Si le ministère public les a fait assigner,
c'est qu'il aura reçu des plaintes de divers endroits, peut-être même de la part des personnes
citées à comparaîtres.

On procède à l'appel nominal ; sept témoins
seulement sont cités (1).

Le premier était ce même gendarme amené à
la connaissance de la vérité par la discussion qui

____

(1) On cite ici de mémoire les divers témoignages ; s'ils
ne sont pas identiquement les mêmes quant aux termes, ils
le sont quand au fond ; ceux qui en douteraient peuvent
s'assurer de la vérité au greffe du tribunal.

avait eu lieu à l'occasion de l'affaire de Montargis, où il avait assisté. Il déclare que pour obtenir ce remède, il a eu besoin de l'intervention d'un bourgeois d'Orléans; que ce remède lui a fait tout le bien qu'il en attendait; que depuis plus d'un an qu'il en a usé il s'est toujours bien porté, et qu'en cas de maladie il est tout prêt à y recourir.

2.ᵉ *Témoin.* C'était une aubergiste de la même ville; elle déclara en présence du tribunal, qu'elle a prié cet ecclésiastique d'écrire à M. Le Roy pour lui faire transmettre les médicamens qu'il croirait nécessaires à sa situation; qu'elle les a reçus au bout de quatre jours; que depuis trois ans qu'elle n'en a fait usage, elle, ses enfans et son mari, jouissent de la plus belle santé; et qu'elle a guéri jusqu'à ses domestiques.

3.ᵉ *Témoin.* Il certifie que ces remèdes lui ont été cédés à la recommandation d'une personne qui avait des rapports intimes avec le prévenu. Que ces médicamens, bien loin de lui avoir fait le moindre mal, lui ont fait au contraire beaucoup de bien : qu'il marchait avec des béquilles, et que depuis ce temps, il marche droit et sans le secours d'aucun appui.

4.ᵉ *Témoin.* D. Qui vous a donné le remède du sieur *Le Roy* ?

R. Pour l'obtenir on s'est adressé au prévenu.

D. L'avez-vous obtenu le jour de votre demande ?

R. Non. Je ne l'ai obtenu que le lendemain.

D. Quel effet a produit en vous ce remède ?

R. J'étais paralysée au côté droit, la paralysie se faisait déjà sentir au côté gauche ; j'en ai pris pendant huit jours et j'ai été complètement guérie. J'ai une nièce qui depuis a essuyé une esquinancie ; je l'ai médicamentée, et depuis ce temps, elle jouit d'une parfaite santé.

5.ᵉ *Témoin.* La nourrice de l'enfant du substitut du procureur du Roi, poursuivant cette affaire.

D. Connaissez - vous le remède du sieur *Le Roy ?*

R. Oui, Monsieur.

D. Qui vous l'a procuré ?

R. M. *Le Roy* lui-même qui alors était à Orléans : mon enfant, à qui M. le substitut faisait prodiguer tous les soins, était dans un état tellement désespéré que le médecin avait déclaré qu'il n'y avait plus de ressource. Je le traitai selon la méthode que M. *Le Roy* me traça. En moins de vingt-quatre heures mon enfant fut tellement soulagé que le chirurgien en fut tout étonné et en croyait à peine ses yeux. Deux jours après l'enfant demandait du pain.

Ici le même substitut interrompt le témoin en lui disant : « Mais depuis ce temps votre enfant a été valétudinaire et languissant ; il a eu la maladie des enfans, dite *le carreau.* »

Non, Monsieur, répond la mère de l'enfant. Tout ce que vous dites était antérieur au traitement. Depuis, mon enfant s'est bien porté et il

(168)

n'a point mauvaise mine, ainsi que vous l'annoncez.

6.e *Témoin.* D. Avez-vous fait usage des médicamens dont est question ?

R. Oui, Monsieur, pour mes enfans et pour moi.

D. Qui vous les a remis ?

R. Ils m'ont été donnés. Ma fille aînée, âgée de douze ans, enflée comme un tonneau de la tête aux pieds, était à toute extrémité. Le médecin qui la traitait me dit : *Il n'y a plus qu'à la faire administrer, et il n'y a pas de temps à perdre.* M. G...., marchand de bois, mon voisin, avait ce remède chez lui. Je le savais. Il a eu la bonté de m'en fournir gratuitement pendant quatorze jours, au bout desquels ma fille était guérie et bien portante. Depuis ce temps elle jouit d'une bonne santé.

Dans une fluxion de poitrine que j'ai éprouvée quelque temps après, j'ai eu recours au même remède. Comme je suis un pauvre ouvrier, le prévenu a eu la bonté d'écrire en ma faveur à M. Le Roy, qui m'en a fait remettre gratuitement pour la somme de treize livres dix sous. Au bout de dix jours, je ne me sentais plus de rien, et j'ai repris mes travaux.

7.e *Témoin.* Le sieur J...., marchand de bois retiré du commerce, a dit : « Etant dans la forêt de Chambord pour l'exploitation d'une vente qui m'avait été adjugée, je fus frappé d'une maladie extraordinaire. Ma tête n'était rien moins

grosse qu'un boisseau ; fièvre brûlante, oppression, etc. M. G...., mon consort, me dit : mon
ami, il n'y a pas moyen, dans l'état où tu es,
de rester dans une auberge ; il faut de toute nécessité prendre la poste et que je te reconduise à
Orléans. Arrivé là sans connaissance, on envoie
chercher le médecin qui ordonne quatre grains
d'émétique. Je les prends ; et par-dessus, cinq
pintes d'eau qui me restent au corps. Le len-
demin il prescrit la même dose : rien ne veut
sortir. J'avale encore cinq pintes d'eau qui firent
compagnie aux premières, et qui ne revinrent
pas plus qu'elles. Mon compagnon de voyage
étant venu me voir me trouva enflé comme un
ballon et prêt à étouffer. Tu n'as, dit-il, qu'un
seul moyen pour sortir de ce mauvais pas ; prends
la médecine de *Le Roy*.—Je ne la connais pas,
lui dis-je : où la prendre ? — Je vais te donner
une lettre de recommandation ; ton épouse la
portera et sur ma signature on ne t'en refusera
pas. Je prends de sa main la dose prescrite en
pareil cas, j'en fais usage pendant cinq à six jours,
et au bout de huit jours j'étais à mes affaires.

» Il y a plus, Messieurs, ma fille, alors âgée
de 17 ans, était sujette à manger des *platras* ;
ce goût dépravé l'avait prise à l'âge de six à
sept ans. Elle était dans un état de maigreur
épouvantable. J'écris à M. *Le Roy*, dont la
méthode m'avait tiré du plus mauvais pas. Sur
le tableau que je lui fis, il conçut des craintes
et il se contenta de lui tracer un régime. Elle

le suivit pendant trois mois sans améliorer dans sa santé. Eh bien, me dis-je à moi-même, je prends sur moi de la traiter contre le gré du médecin. Je lui administre les mêmes médicamens dont j'avais fait usage et dont je m'étais si bien trouvé. La première fois elle a rendu six livres de plâtre délayé qui étaient dans son estomac, sans parler de toutes les ordures qui sont sorties de son corps. Elle a continué son traitement jusqu'à guérison radicale. Aujourd'hui elle est mariée; elle est mère, elle est bien portante. J'ai bonne mine; eh bien, Messieurs, elle a encore meilleure mine que moi. »

Depuis qu'il existe des tribunaux, il est peut-être inouï que sept témoins assignés à charge, à la requête du ministère public, n'aient eu qu'une voix pour faire l'éloge d'une chose contre laquelle on voulait diriger le blâme. L'homme pervers criera à la collusion, à la subornation des témoins, ainsi que plusieurs l'ont déjà fait. L'homme probe qui ne suppose pas gratuitement le mal dans ses semblables, pourra y apercevoir *un troisième trait de providence* qui fait sortir la vérité du sein des ténèbres, où l'on voulait la tenir captive.

Mais qu'eût-ce donc été si l'on eût pu faire entendre des témoins à décharge. Le nombreux et très-nombreux auditoire était tellement frappé d'étonnement qu'on ne pouvait s'imaginer que les déposans eussent été assignés à la requête du ministère pnblic. On les croyait assignés à la requête du préveuu.

Après de telles dépositions, qui ne déconcertèrent pas moins le ministère public que le prévenu, mais dans un sens bien différent, les moyens de défense préparés par ce dernier devenaient inutiles et tombaient d'eux-mêmes. Il était accusé d'avoir vendu des médicamens, et les témoins déposaient : les uns, que pour les obtenir ils avaient eu besoin de protection et de recommandation ; les autres qu'ils les avaient obtenus de M. *Le Roy* lui-même, ou qu'ils les avaient reçus à titre gratuit. Celui qui donne ne vend pas ; celui qui a une marchandise à vendre l'offre a tout venant ; celui qui l'achète n'a pas besoin de protecteurs ni de lettre de recommandation pour se la procurer.

L'affaire semblait suffisamment instruite par les dépositions des témoins, puisque l'assignation reposait sur un fait : *Y a-t-il ou n'y a-t-il pas vente de remèdes secrets ?* Le tribunal pour éclairer sa religion n'avait pas besoin de plus amples développemens. Cependant le prévenu demanda la permission de parler, et ce fût alors qu'il fit valoir ses moyens. Il a essayé de prouver qu'il n'avait point contrevenu à la loi concernant la vente des remèdes ; qu'il n'y avait de sa part qu'une cession d'obligeance, sans lucre, sans aucun profit ; puisqu'il cédait au prix de ses déboursés les médicamens dont la vente a été faite et consommée par le pharmacien qui les a confectionués ; qu'ils faudrait mettre au pilon tous les dictionnaires existans, depuis celui de Richelet jusqu'à celui de l'Académie, si on s'opiniâtrait à regarder comme synonymes les mots *don*, *vente*, *cession béné-vole*, *obligeante et même charitable* ; car combien de malheureux, aujourd'hui pleins de vie et de santé à qui les médicamens (sans paler des accessoires) ont été remis à titre purement gratuit....

Que demandait-on ; que voulait-on ? On voulait faire plier la loi, la contourner pour imposer silence, s'il eut été possible, à une nombreuse peuplade de malades radicalement guéris, ou au moins notablement soulagés. Encore une fois, que voulait-on? Les hommes qui y regardent d'un peu près voyent , sans faire de grands efforts, ce que veulent ces êtres pour qui la manifestation de la vérité est un supplice.

Les remèdes dont on parle ne sont point des remèdes secrets; c'est la prévention ou la mauvaise foi qui leur donne ce titre ou ce renom. Ils sont confectionnés par un pharmacien , d'après la prescription d'un homme ayant titre et qualité ; l'article XXXII de la loi précitée est donc pleinement satisfait. Je prends un remède de confiance d'après le bien qu'il produit et d'après le principe incontestable sur lequel la méthode repose. Que m'importe la nature des ingrédiens ? ceci n'est point dans la compétence des malades. Le médecin ordonne ; l'apothicaire confectionne ; il ne m'en faut pas plus, et je n'en demande pas d'avantage. Et, double raison de sécurité, l'auteur de la *Médecine curative*, voulant instruire ceux qui auraient besoin de l'être, leur en indique les élémens aux pages 80 et 81 *de la cinquième édition de son ouvrage.*

Le tribunal, frappé de ces raisons, crut dans sa sagesse que cette affaire méritait un certain dégré de considération, et remit le prononcé du jugement à huitaine.

A l'époque fixée par les organes des lois, c'est-à-dire le 24 février 1819, pour prononcer dans cette affaire, qui offrait un certain degré d'importance, les prévenus se présentèrent pour entendre le jugement dont voici sommairement la teneur :

Le tribunal, après avoir délibéré dans la chambre du conseil, décharge le sieur abbé M..... et la D^{lle} C.... de la plainte portée contre eux ; les renvoie de la citation à eux donnée à la requête de M. le procureur du Roi ;

Attendu qu'il n'est pas constant qu'ils aient vendu, débité et distribué le remède composé par le sieur Le Roy, chirurgien, préparé et confectionné par le sieur Cottin, apothicaire à Paris ;

Que l'art. XXXVI de la loi de germinal an XI n'a point d'application à la cause ; que la prohibition faite par cet article ne porte que sur le débit au poids médicinal et la distribution des drogues ou des médicamens sur les théâtres ou étalages dans les lieux publics, et sur les annonces ou affiches imprimées qui indiqueraient des remèdes secrets;

Que dans la cause soumise au jugement du tribunal il ne se rencontre aucune des circonstances prévues par la déposition de cet article XXXVI;

Que l'abbé M... n'a point débité au poids médicinal ni distribué sur des trétaux et étalages publics des drogues et des médicamens;

Qu'il ne peut être prévenu d'avoir fait ou fait faire aucune annonce ou affiche imprimée pour indiquer un remède secret;

Que le livre de la *Médecine curative,* trouvé et illégalement saisi chez lui, n'est pas une annonce ni une affiche; que ce n'est pas le sieur M... qui en est l'auteur;

Que la cession faite par l'abbé M... de quelques bouteilles du remède de Le Roy, qu'il avait chez lui pour son usage habituel, n'est pas plus un délit que sa correspondance avec ce chirurgien; qu'elle a été faite surtout sans intérêt et sans produire un bénéfice pécuniaire au cédant;

Qu'il est libre à chacun d'avoir recours à tous les moyens curatifs, bons ou mauvais, auxquels il a confiance; qu'il peut en faire usage; qu'il peut même, lorsqu'il se persuade en avoir éprouvé de bons effets, en recommander l'usage sans contrevenir aux lois;

Qu'il est permis à tout particulier de s'employer pour procurer les remèdes dont on attend des secours; qu'une correspondance suivie avec un homme qui exerce l'art de guérir n'a rien en soi de contraire aux règles de l'ordre et de la morale; qu'une pareille correspondance, quand elle est entretenue pour l'utilité personnelle de celui qui la provoque, est une précaution prudente; qu'elle est un acte de bienfaisance lorsqu'elle est entretenue pour le soulagement des autres; que la bienfaisance est une vertu que tous les citoyens sont intéressés à pratiquer pour leur utilité commune; qu'elle est plus particulièrement recommandée aux ministres de la religion, qui doivent procurer à l'humanité tous les secours spirituels et corporels qui sont en leur pouvoir;

Que tous les témoins entendus et assignés à la requête de M. le procureur du Roi se louent d'ailleurs des bons effets qu'ils ont éprouvés de l'usage qu'ils ont fait des remèdes dans différentes maladies graves et dans des cas désespérés où ils se sont trouvés (1).

Tels sont les dispositifs d'un jugement qui semblait être pour les prévenus la garantie suffisante de leur tranquilité future; mais l'envie ne dort pas, ou ne dort guère, et la jalousie, sa sœur, a l'œil ouvert quand sa sœur aînée sommeille.

----

(1) Voilà un jugement, suite de l'enquête qu'on a lue, qui contraste fort avec les déclamations mensongères des antagonistes de cette méthode, et qui fixera l'attention de plus d'un lecteur, ou de plus d'un malade.

~~~~~~

CHAPITRE XXIV.

Affaire devant la cour royale d'Orléans.

Si le sommeil de l'envie est léger, son réveil est terrible; on serait presque tenté de l'assimiler au réveil du lion. Un jugement de police correctionnelle, fondé sur les principes de la loi naturelle, sur une sage interprétation des lois civiles, semblait placer les prévenus dans une situation qui les mettait à l'abri de toutes espèces de poursuites. Mais l'esprit de corporation, cet esprit si actif, si insinuant, et quelquefois si dangereux, ourdissait, dans l'obscurité des coteries, de nouvelles trames pour réparer la honte d'une défaite à laquelle il était loin de s'attendre.

Il restait la ressource d'un appel à la cour.... Le ministère public, usant de son droit, en fait faire la signification dans le terme prescrit par la loi. Un magistrat, qui avait dit à l'un des prévenus qu'il suivrait cette affaire aussi loin qu'il dépendrait de lui, donnait au public la preuve qu'il n'était pas de ces hommes qui se laissent emporter à tout vent de doctrine. Ferme, invariable dans ses principes, résultat probable d'une con-
~~~~~~

viction intime, il remet entre les mains de son chef, dans l'ordre de la magistrature, une affaire qu'il croyait d'autant plus sérieuse, d'autant plus importante, *qu'elle portait le deuil et la mort dans les diverses classes de la société.*

Des inculpations, de la nature de celles qui avaient figuré dans ce procès d'un nouveau genre, étaient bien de nature à fixer l'attention du public, de ce public qui, pendant la durée de cette affaire contentieuse, a eu les oreilles rebattues de ces expressions qu'on pouvait regarder comme le cri de ralliement; *dépôt, dépositaire, distributeur, marchand de remèdes secrets,* etc.

C'est sur l'échaffaudage de ces termes qui n'avaient aucune application dans l'espèce, que le ministère public, au tribunal d'appel, ainsi qu'au tribunal de police correctionnelle, s'était déterminé à provoquer toute la sévérité des lois contre les prévenus. Toutes nos lois modernes et anciennes avaient été mises, en quelque sorte, à contribution. On avait fouillé jusque dans les dépôts d'une jurisprudence surannée. Les lois du temps de Henri IV avaient été invoquées. Peu s'en est fallu qu'on n'ait ressuscité à cette occasion les lois Saliques, Gombettes et Ripuaires (1). Et tout cela pour conclure à des amen-

____

(1) Ces savantes citations n'ont eu lieu qu'au tribual de police correctionnelle : M. le procureur général, par l'organe de son substitut, n'a pas jugé à propos de déployer autant d'érudition.

des qui ne tendaient à rien moins qu'à faire rouler les trésors du Pactole dans les caisses de *nos hospices.*

Il fallait bien établir, ou poser la base des conclusions qu'on avait résolu de prendre contre les prévenus. Mais que peuvent des prétentions sans fondement contre des faits prouvés, avérés, contre des faits incontestables.

Le ministère public, au tribunal d'appel, au jour fixé par l'assignation, demande la remise de l'affaire à un mois. Sa demande lui est accordée malgré les justes représentations des prévenus.

A l'époque qu'il avait sollicitée, les prévenus se présentent de rechef : il demande encore quinze jours pour faire une nouvelle enquête.

Enfin, le jour tant attendu, jour irrévocablement fixé par la cour pour la discussion sans remise, brille aux yeux des prévenus. Ils ont l'espérance fondée d'y trouver le terme de toutes leurs anxiétés. Trois témoins à charge sont entendus, et ne déposent que des choses insignifiantes, ou contradictoires. Quarante témoins à la décharge des prévenus, certifient tout à-la-fois, et l'efficacité des médicamens qui leur ont procuré la guérison, et la non culpabilité des prévenus qui ne leur ont cédé, ou qui ne leur ont transmis qu'à titre de bienveillance ou d'amitié, les médicamens sur lesquels ils fondaient l'espoir du rétablissement de leur santé.

Ces dépositions étaient précieuses sans doute;

mais leur poids eût été bien peu de chose dans la balance, si le droit et la loi n'eussent été tout entiers en leur faveur.

Le lecteur ne saura peut-être pas mauvais gré de ce qu'on mettra sous ses yeux, dans un tableau racourci, l'exposé des moyens qui ont assuré un triomphe complet à une cause qui est celle de l'humanité.

MOYENS DE DROIT.

« Ce qui ne peut être mis en question a cependant donné matière à en former une. Mais quand on saura ce qui y a donné lieu, quels sont les hommes qui l'ont imaginée, et les vrais motifs qui les portent à la soutenir, on cessera d'être surpris.

» Il s'agit de savoir si les médicamens prescrits par un Médecin et confectionnés par un Pharmacien, doivent être assimilés à des remèdes secrets, qui pour être administrés à des malades ont besoin d'une autorisation spéciale, par cela seul que ces médicamens auraient été remis aux malades par un tiers, auquel le Pharmacien les avait adressés, pour les leur transmettre, et si ce tiers, cet intermédiaire, est un dépositaire et un débitant de remèdes.

» Voici donc le cas d'examiner attentivement et de reconnaître le véritable esprit et le sens de la loi du 21 germinal an XI, concernant la vente des médicamens, et de bien entendre le texte des articles XXXI, XXXII et XXXVI de cette loi.

» Quelle que soit la disposition des esprits, tant à l'égard de cette loi répressive que sur les médicamens dont il est question au procès, et sur la manière dont ces médicamens ont pu parvenir à certains malades ; la justice veut, et la conscience de l'honnête homme commande que, dégagé de tout préjugé, l'on en revienne au sens littéral de cette loi, à son esprit et au texte de ses articles.

» Qui pourrait méconnaître que le législateur n'a eu d'autre pensée que de protéger dans leur profession les hommes de l'art reconnus par les lois ? Qui pourrait douter un instant qu'il ait eu d'autres intentions que celle d'empêcher seulement les hommes étrangers à cet art et non reconnus, de s'immiscer, soit dans l'exercice de la médecine, soit dans la préparation et la vente des médicamens ? La loi précitée, comme toutes celles qui lui sont antérieures, sont donc en faveur des hommes qui appartiennent à l'art de guérir, puisque toutes ont été faites pour réprimer ceux qui, étant sans titres, sont étrangers à cette même loi.

» L'article XXX de cette loi démontre clairement l'intention et l'esprit du Législateur, tels qu'on vient de les rapporter. En effet, cet article, en prescrivant le mode de répression, oblige le jury-médical à se transporter dans les lieux où l'on fabriquera et débitera des compositions pharmaceutiques, sans autorisation légale, pour en être dressé procès-verbal de saisie pas un commissaire de police, et par suite, être procédé contre les contrevenans d'après les dispositions de la loi.

» Le Législateur savait bien, quand il a posé les bases de cet article, que l'homme étranger à l'art, fabrique sa chose avec l'intention de tirer parti de la crédulité du vulgaire en la débitant. Ces deux idées en lui sont nécessairement connexes, *faire et vendre* ; et c'est cette double intention que le Législateur a voulu comprimer, lorsqu'il a dit, *fabriquera* ET *débitera*. S'il eût employé la disjonctive, *fabriquera* OU *débitera*, le citoyen paisible qui aurait fabriqué pour son usage personnel, eût été en contravention avec la loi, et une pareille loi eût été attentatoire aux droits naturels de ce citoyen.

» Il résulte des dispositions de cet article XXX, que là où il n'y a point de fabrication, il n'y a ni vente ni débit, du genre de ceux que la loi prohibe. Il faudrait, pour voir une vente, torturer la loi ; encore on ne la verrait pas ; et encore moins la verrait-on dans ce procès, après avoir appris de quelle sorte de médicamens il s'agit.

» Et, en effet, que nous apprend l'art. XXXII de la même loi ? Il nous dit que les Pharmaciens ne pourront livrer et débiter des préparation médicinales ou drogues composées quelconques, que d'après la prescription qui en sera faite par des médecins, etc.

» Les médicamens dont il est question au

procès, ont-ils été livrés et débités par un pharmacien, autrement que sur la prescription d'un homme titré ? Non.

» N'existent-ils pas sous l'étiquette et le cachet d'un Pharmacien ? Oui.

» Le ministère public a voulu s'appuyer sur l'article XXXVI. Que contient cette disposition ? elle est claire et positive. Elle dit : « Tout débit au poids médicinal , toute distribution de drogues et préparations médicamenteuses sur des théâtres ou étalages, dans les places publiques, foires et marchés, toute annonce et affiche imprimée, qui indiquerait des remèdes secrets sont sévèrement prohibées , etc. »

» Il suffit de lire le prononcé du jugement pour être convaincu que cet article ne peut concerner le sieur abbé M...., ni la demoiselle C.... ; car, comme il est dit au jugement, ni l'un ni l'autre n'ont débité au poids médicinal ni sur la place publique. Nous nous dispenserons de toute observation sur les attaques hasardées contre un volume, qu'on n'a pas rougi de confondre avec un affiche ou un placard ; Ouvrage dont le Corps-Législatif a agréé l'hommage ; dont mention a été faite au procès-verbal de ses séances, et le dépôt ordonné, ainsi qu'il a été fait à la Bibliothèque nationale. (Extrait du procès-verbal des séances du Corps - Législatif du 22 nivôse an 10.) Le même jugement a également fait justice de ces attaques.

» Sur quoi donc roule une procédure qui pré-

sente peu d'exemples dans les annales de la jurisprudence ? Deux prévenus acquittés pleinement
devant un tribunal qui n'a pas la réputation
d'être excessivement indulgent, et traduits à un
tribunal d'appel !.... Quel est l'objet de cette procédure ? De poursuivre un prétendu délit ; et les
dépositions des témoins ont toutes été en faveur
des prévenus. Ils ont fait un peu de bien, et ce
bien est imputé à mal. En les traînant de tribunaux en tribunaux, il semble qu'on ait pris
à tâche de désoler leur patience.

» Où est le délit de la D^{lle} C....? Il ne pent
lui en être imputé aucun, d'après la déclaration
du sieur abbé M...., portant que c'est lui seul qui
eût dû être cité et non cette dernière, entière-
ment étrangère à ce qui a donné lieu au procès.

» Où est celui du sieur abbé M.... ? Nous
le demandons également. Il a correspondu avec
un homme qui exerce l'art de guérir, pour les
malades qui cherchaient au loin ce qu'il n'avaient
pu trouver auprès d'eux, leur guérison. Il leur
a transmis des médicamens qu'il avait reçus pour
les leur remettre. De qui les recevait-il ? d'un
pharmacien. Pourquoi celui-ci les lui adressait-il ?
parce qu'il le connaissait et qu'il ne connaissait
point les malades , et pour s'assurer de la rentrée
du prix de ses médicamens. Comment celui-ci
les a-t-il établis ? Est-ce son secret ? Non. Il
les a confectionnés d'après la prescription d'un
homme de l'art, ainsi que le veut l'article XXII,
déjà cité. Dans quelle tête, tant soit peu orga-

nisée, l'idée d'un remède secret peut-elle germer, lors qu'il est reconnu qu'il y a prescription de médecin? Un remède secret, comme toute autre chose secrète, ne sont connus que d'un seul; dès qu'un second en partage la connaissance, le secret n'existe plus.

» D'ailleurs, s'il restait le plus léger doute, ne serait-il pas dissipé par toutes les éditions de la *Médecine curative ?* Son auteur n'indique-t-il pas, ne fait-il pas connaître les élémens des purgatifs ou évacuans reconnus par une longue pratique comme les plus efficaces pour évacuer la *cause* des maladies dont il proclame la découverte ? Que l'on jette un coup d'œil sur les pages 80 et 81 de la 5ᵉ édition, qui a figuré au procès, et l'on sera convaincu.

» Il est une vérité que tous les bons esprits reconnaîtront, vérité incontestable dans le sanctuaire de la justice. Tout médicament qui est le produit du concours d'un pharmacien et d'un médecin est, par cela seul, revêtu de l'approbation de la loi, et il a cours partout où il est réclamé d'après les formalités qu'elle a déterminées ; c'est-à-dire, qu'il aura été prescrit par le médecin et confectionné par le pharmacien : la loi ni la raison n'en exigent pas d'avantage.

» Le remède secret n'est secret que quand il est la composition et de la fabrication d'un seul; il a besoin d'une autorisation spéciale pour avoir un libre cours. Qui lui donne cette autorisation ? l'autorité ? oui; mais c'est toujours d'après l'avis de médecins qui promettent de ne point divulguer le secret, et qui, tenant de la loi leurs pouvoirs ou leurs droits, font en ce cas, et à l'égard de ce remède, ce qu'ils font lorsqu'ils prescrivent à leurs malades un médicament quelconque, que le pharmacien confectionne pour leur être livré.

» Chicanera-t-on sur la manière dont les médicamens peuvent parvenir aux malades ? Les uns vont les prendre eux-mêmes chez leur apothicaire ; les autres se les font apporter directement ; plusieurs les reçoivent par l'intermédiaire qu'ils ont désigné pour les leur remettre ; d'autres les envoyent prendre par leurs domestiques. En chicanant, on fera autant de distributeurs de remèdes, qu'il peut y avoir d'intermédiaires entre les malades et les pharmaciens : en ce cas, tous, et sans excepter les domestiques, seront assimilés à des débitans de remèdes, mêmes secrets, car la plupart peuvent ignorer ce dont ils sont composés.

» Ne parlons point de certains hommes qui ne figurent pas au procès ; il ne faut point mal parler des absens : mais nous pouvons craindre que la haîne qu'inspire la jalousie ne soit assez forte un jour pour attaquer ce principe de droit naturel d'après lequel toute personne peut consulter le médecin qui lui plaît, et faire confectionner par le pharmacien qui lui convient les médicamens prescrits ou conseillés par ce même médecin. Qui sait si, par suite de toutes ces prétentions, on n'ira pas jusqu'à contester aux personnes malades ou maladives, le droit d'avoir chez elles les médicamens à leur usage, sans que le même esprit de contradiction ne leur impute d'en être dépositaires ou débitans ? Qui peut prévoir jusqu'où peuvent être portées les espérances de cette méprisable passion ? ...

» Déjà la conduite du jury-médical d'Orléans, poursuivant les médicamens que le sieur abbé M.... avait chez lui pour son usage personnel, et le procès qui s'en est suivi, inspireraient les plus justes craintes à cet égard, si la justice n'y mettait bon ordre, et ne couvrait de l'égide des lois tant d'êtres souffrans qui gémisent sous le poids de leurs infirmités, et qui, dans leur situation ont bien assez de leurs douleurs, sans avoir à redouter les recherches inquisitoriales des prétendues sentinelles de leur conservation.

» Le sieur abbé M.... n'a donc rempli, à l'égard de certains malades, qu'un devoir de bienfaisance et même de charité ; il n'a n'y fabriqué ni débité ; il a correspondu avec un homme de l'art, qu'il a cru digne de sa confiance. La loi n'atteint pas et ne peut même atteindre ceux qui, pour leur utilité personnelle, ou pour l'utilité de leurs semblables, correspondent avec des hommes qui sont à leurs yeux les conservateurs de l'humanité. Le législateur n'a jamais prétendu priver les hommes de l'art du droit d'exercer leur talent selon la mesure des lumières que la Providence leur a départi. »

C'est le 18 mai 1819 que la Cour royale d'Orléans après avoir pris trois jours pour délibérer sur cette importante question, a prononcé l'arrêt dont voici les principales dispositions :

CONSIDÉRANT EN DROIT :

Que la législation relative à l'exercice de la pharmacie, et à la vente, débit et distribution des drogues, remèdes, substances et préparations médicamenteuses, soit connues soit secrètes, est fixée par les lois des XXI germinal an XI et XXIX pluviôse an XIII, et par les décrêts des XXV prairial an XIII, et XVIII août 1810 ;

Considérant qu'en pareille matière les cours et tribunaux ne sont jamais saisis que de la question de savoir si les ventes ou distributions, qui leur sont déférées, ont été légalement faites, ou si elles ont été opérées en contravention à des dispositions prohibitives ; mais que l'examen de la qualité du remède est hors des connaissances, comme hors des attributions de la magistrature.

CONSIDÉRANT EN FAIT :

En ce qui concerne la D.^{lle} C..., qu'il est prouvé au procès que si elle a quelquefois remis à divers individus des bouteilles de remèdes, ce n'a été que de l'ordre ou sur l'invitation du sieur abbé M.....,

En ce qui concerne le sieur abbé M...

Considérant qu'il résulte de l'instruction qui a eu lieu, tant en première instance que devant la cour,

Que le sieur abbé M... qui use souvent des remèdes de Le Roy, auxquels il a confiance, en a fréquemment cédé à divers particuliers qui lui en ont demandé, et leur a plusieurs fois servi d'intermédiaire pour se les procurer du sieur Le Roy;

Que le plus ordinairement ledit sieur abbé M... consultait ou faisait consulter le sieur Le Roy sur l'état sanitaire de ceux à qui il procurait ces remèdes;

Que dans les cessions qu'il en faisait, le sieur abbé M... n'a jamais fait aucun bénéfice; qu'il se bornait à réclamer, des personnes aisées, ses déboursés, et qu'à l'égard des indigens, il les leur a plusieurs fois procuré à titre gratuit, soit en ne répétant pas ses avances, soit en obtenant en leur faveur, du sieur Le Roy, la remise du prix;

Que ces remèdes, confectionnés d'après la prescription et suivant l'ordonnance d'un officier de santé, par le sieur Cottin, pharmacien, exerçant légalement à Paris, ne peuvent être rangés au nombre des remèdes secrets;

Que depuis long-temps ils sont indiqués dans un ouvrage intitulé : *Médecine curative*, im-

primé au vu et au su du gouvernement, qui l'a
laissé parvenir jusqu'à sa cinquième édition, sans
prendre aucune mesure de police contre sa pu-
blication, ni contre la distribution des remèdes;

Que toutes les fois que le sieur abdé M... a
cédé ou procuré les remèdes dont il s'agit, il a
remis les bouteilles entières, bouchées et cache-
tées, telles qu'il les recevait du pharmacien Cottin, et sans jamais se permettre de les diviser par
doses ou portions;

D'où il suit que le sieur abbé M... n'est dans
aucun des trois cas prévus par l'article XXXVI
et la loi du 21 germinal an XI, et punis par les
peines portées en celle du 29 pluviose an XIII

La cour reçoit M. le procureur général ap-
pellant du jugement du tribunal de première ins;
tance d'Orléans, jugeant correctionnellement, du
24 février dernier; et statuant au principal, met
l'appellation au néant; dit qu'il a été bien jugé
par les juges dont est appel, en ce qu'ils ont ren-
voyé le sieur abbé M.... et la D.lle C.... de la
plainte portée contre eux, et les a renvoyés de la
citation à eux donnée à la requête de M. le procureur du Roi; ordonne en conséquence que le
jugement dont il s'agit sortira son plein et entier
effet.

Cet arrêt de cour souveraine, qui portait avec
soi le caractère de l'équité et d'un profond discernement, fut à peine prononcé, que dans l'auditoire il s'éleva de la part de plus de trois cents
personnes un murmure d'approbation que la loi

condamné justement ; mais auquel le magistrat intègre n'est pas tout à fait insensible. Aussitôt il se fit un tel vuide dans la salle, qu'elle ne représentait plus qu'une vaste solitude ; preuve non équivoque, que le public avait pris un grand intérêt à cette affaire. Après un triomphe aussi complet, il était présumable que les prévenus jouiraient en paix du succès qu'ils avaient obtenu.

Toujours ferme dans son système d'attaque, le ministère public signifie un pourvoi en cour de cassation dans le délai fixé par la loi.

Les prévenus envoyent leurs pièces à Paris pour se trouver en mesure contre de nouvelles attaques. Leur avocat, sans cesse aux aguets sur l'arrivée du dossier qui devait être expédié, dans les dix jours, par le ministère public, et sans quoi l'affaire pouvait durer dix ans et plus, se présentait au greffe de la cour de cassation, et chaque fois on lui répondait que rien n'était arrivé.

Déjà six semaines entières s'étaient écoulées dans cet état d'anxiété et d'incertitude.

Mais ces six semaines n'ont point été perdues pour ces hommes qui avaient violé l'asile d'un citoyen paisible. Croirait-on qu'ils ont répandu ou fait répandre les bruits les plus absurdes, les plus calomnieux, des bruits mêmes ridicules. Eh ! de quelles armes ne se sert pas un ennemi vaincu et humilié. Non contents d'avoir, dans cet intervalle de temps, endormi leurs clients, en leur disant : *Ce n'est pas une affaire finie,*

on verra ce que prononcera la cour de cassa-
tion, on verra, on verra; ils en sont venus jusqu'à répandre dans les campagnes que le sieur abbé
M... avait été condamné à une amende, tantôt de
six mille francs, tantôt de trois, avec un an d'em-
prisonnement; et ils ont trouvé des dupes pour
les croire.

Comme chaque jour porte sa nouvelle, ils ont
répandu le bruit de la mort de celui qu'ils appellent leur ennemi, et qui leur souhaite tout le
bien possible.

Pour couper court à des propos qui ne sont
que le corrollaire de toutes les puérilités dont ils
ont bercé ceux qui ont bien voulu les entendre,
M. le procureur général, dans l'esprit de sagesse
et de prudence dont il est animé, a fait signifier
au sieur abbé M..., le 9 juillet 1819, son désistement absolu, revêtu de toutes les formes voulues par la loi.

Voilà donc cette grande affaire, cette affaire
qui a fixé l'attention de nos salons et de nos
boudoirs, des chambres de lecture et de nos
parloirs de communauté, irrévocablement terminée.

Qui l'a provoquée ? Les hommes *de l'art*, en
faisant une visite domiciliaire chez un citoyen
paisible; en enlevant furtivement et à la dérobée
un exemplaire de *la Médecine curative*, et qui
ne lui a pas encore été restitué.

Qui l'a poursuivie ? Le ministère public, dans
l'amour du bien et de l'ordre social, ainsi que

dans l'intérêt de la loi. Mais le ministère public
est exercé par des hommes ; ils ne sont pas in-
faillibles, ils sont accessibles aux suggestions de
l'erreur.

Qui l'a terminée ? Un jugement authentique
et solennel, émané d'une cour souveraine, dont
les arrêts font, et feront autorité dans les annales
de la jurisprudence : un désistement légal qui
équivaut en quelque sorte à un arrêt de la cour
de cassation.

CHAPITRE XXV.

*Courte notice qui, aux yeux de plus d'un
lecteur, équivaudra à un long chapitre.*

On a vu avec quel zèle le ministère public a
pris fait et cause dans une affaire qu'il s'était
rendue propre, puisque nulle partie civile n'articulait pas même la plainte la plus légère. On l'a
vu, dans la poursuite de ce prétendu délit, déployer cette vigueur, cette énergie dont il est
animé lorsqu'il s'agit de poursuivre ces délits
majeurs, qui portent une atteinte notable à l'ordre

social et à la tranquilité publique. On l'a vu, tantôt provoquant de rudes amendes en vertu de nos anciennes lois contre les prévenus de contravention aux lois nouvelles. On l'a entendu faire valoir comme une grâce, comme un bienfait signalé, cette indulgence qui ne lui avait pas permis de solliciter contre eux la peine de l'*incarcération* !

Quand on parle du ministère public, on ne doit pas perdre de vue qu'ici il est *un*. Ce qui a été dit au tribunal de première instance, par un membre du ministère public, est censé l'expression de la pensée du magistrat chargé de ce ministère en cour d'appel, surtout lorsque celui-ci soutient en pleine audience les dires du magistrat subalterne.

Où avait-il puisé ces sentimens si peu favorables aux prévenus ? Parlait-il d'après sa conviction intime, ou seulement d'après de perfides suggestions ? Etait-ce d'après lui-même qu'il prétendait ravir à un homme exerçant publiquement son état dans la première ville de l'Europe, le titre dont il a été investi en vertu des lois, par la raison que le nom de cet homme ne se trouvait pas dans je ne sais quel *almanach?* En se déchaînant contre les effets prétendus pernicieux d'une méthode nouvelle, en mettant en avant que le *vert-de-gris* entrait pour beaucoup dans la composition des médicamens prescrits par cet homme de l'art, confectionnés d'après ses ordres et sous ses yeux, par un pharmacien de la capitale, le public devait croire que l'organe de l'autorité avait lu cette méthode, qu'il en avait disséqué les principes, qu'il avait fait analyser ou décomposer les médicamens, qu'il allait mettre sous ses yeux une longue série de procès-verbaux *en bonne et due forme,* constatant des résultats fâcheux. Rien de tout cela; le ministère public a fait assigner sept témoins en première instance. Nous avons rapporté leurs dépositions. Une seconde enquête a été faite en appel. Nouveau surcroit de triomphe pour une vérité qui se rattache de plus près qu'on ne l'imagine au bonheur de l'humanité. On devait s'attendre à voir des témoins par centaine, à voir l'auditoire regorger d'enfans qui auraient à regretter la mort d'un père tendre, de maris déplorant la perte de leurs épouses... Toutes les recherches n'ont abouti, après quinze jours de pas et de démarches, qu'à produire, comme on l'a dit, trois témoins, dont deux ont déposé des choses insignifiantes, et le troisième est tombé en contradiction manifeste avec lui-même. Un quatrième témoin, élève en chirurgie, assigné comme les trois autres, n'a point paru, et a reçu, dit-on, l'ordre de ne point se présenter, parce qu'on a su qu'il n'avait à faire que des dépositions favorarables aux prévenus. Que de réflexions à ce sujet !

L'autorité du ministère public émane d'une source infiniment respectable, puisqu'elle n'est autre que l'autorité du souverain, qui, lui-même l'a reçue de Dieu, auteur et principe des socié-

(195)

tés humaines. Le magistrat, institué par le Roi,
est son œil, son bras, son oreille, sa voix ; s'il
n'était pas tout cela, il ne serait pas ce qu'il doit
être. Le monarque est le principe de la justice
dans l'étendue de ses états. Par le ministère de
ses préposés, ses longs bras s'étendent jusqu'aux
extrémités de son empire ; il va chercher les grands
coupables jusque dans le creux des rochers et
les entrailles de la terre.

Mais jamais l'intention du souverain, en faisant une délégation de son pouvoir, ne fut de
concéder à ses agents le droit d'injurier un citoyen, de le traîner, sans raison ni sans motif,
de tribunaux en tribunaux, de lasser, de fatiguer, de désoler sa patience, de se faire un jeu
de le troubler dans ses occupations, et dans la
tranquillité de son existence.

Accuser un prêtre de porter la mort, la déso-
lation dans les familles, en opérant des distributions scandaleuses de compositions nuisibles ou
malfaisantes ; tels étaient les griefs que le ministère public fit valoir dans ce procès. Si ces expressions ne sont pas injurieuses, où donc en
trouvera-t-on ? Que le ministère public accuse,
qu'il produise des piéces à l'appui de son accusation ; c'est son devoir, c'est son droit ; mais
nulle puissance n'a pu lui conférer celui d'injurier
le dernier des citoyens.

Le magistrat n'a-t-il pas assez à gémir d'être
dans la dure nécessité de provoquer la juste sévérité des lois contre des crimes réels, sans aller

en chercher d'imaginaires ; sans imputer à crime, ou au moins, sans imputer à délit, des actes de bienfaisance et d'humanité. Accoutumé à ne voir que des coupables dans le plus grand nombre des prévenus, le ministère public a appris, par sa propre expérience, qu'il ne suffit pas de provoquer une peine pour la faire infliger, et qu'il y a loin d'une peine afflictive à la conduite d'un honnête homme.

Quand on n'a que des moyens de cette nature à opposer à l'innocence et à la non culpabilité d'un citoyen, c'est bien donner la preuve la plus complète qu'on est mu par des motifs qui ne sont pas dans une parfaite harmonie avec l'intérêt général de la société.

L'intention est pure ; l'intention est droite ; mais rien n'empêche que la tranquilité d'un citoyen paisible n'en ait été troublée.

Quel a été le résultat des toutes ces attaques, qui n'étaient rien moins que des procédés pacifiques ? A quoi ont abouti toutes ces chuchotteries de société, où l'esprit de coterie avait, par anticipation, prononcé ses arrêts ?

La plupart de ceux qui n'avaient point d'opinion, ou qui n'avaient qu'une opinion vacillante, ont cherché à s'en former une, ou à fixer celle qu'ils avaient déjà ; et une méthode de traitement qui n'était qu'à moitié connue, a acquis une vogue, une célébrité, une faveur telles que tous ses partisans réunis, n'auraient jamais pu les lui concilier. En vain, l'intrigue, la jalousie, le mensonge, armés contre la vérité, ont mis en jeu tous leurs moyens d'attaque; il ne leur est resté pour partage que la honte, l'ignominie et le mépris.

CHAPITRE XXVI.

Les injustices et la mauvaise foi mises en évidence.

La jalousie est capable de tout, hors le bien. On l'a déjà dit, elle ne dort guères ; et dans le court sommeil qu'elle se permet, elle ne rêve que mensonges, médisances et calomnies. Tous les moyens lui sont bons ; et fallut-il même être injuste, elle le sera, pourvu qu'elle parvienne à ses fins. Ce n'est pas ici une vérité neuve. On l'appellera, si l'on veut, une vérité rebattue : raison de plus pour être dispensé de fournir les preuves à l'appui. Sur tous les points de la France, où la méthode du chirurgien Le Roy a pénétré, le déchaînement contre ses succès, a été jusqu'à la démence, pour ne pas dire jusqu'à la fureur. Plusieurs villes ont été témoins d'actions basses et avilissantes, pour ceux qui en étaient les auteurs ; quelques-unes ont vu jusqu'à des actes arbitraires, qui auraient pu être attaqués ; mais le mépris, qu'inspirent ceux qui s'en sont rendus coupables, les a laissés se débattre avec le repentir qu'ils en éprouveront tôt ou tard. Lyon, cette cité recommandable par tant de titres, a produit aussi des hommes auxquels l'arme de la calomnie n'a pas toujours été inconnue; mais Orléans a été comme le foyer du Volcan, d'où sont parties les grandes éruptions. Ça été dans cette ville comme le tableau d'une conflagration générale; le frère prenait parti contre son frère, l'épouse contre son mari, le fils contre son père. Ceux qui avaient été guéris, ou qui avaient été témoins de guérisons plus ou moins frappantes, ne pouvaient s'empêcher de dire ou ce qu'ils avaient vu, ou ce qu'ils avaient ressenti. Les autres niaient l'existence des faits, ou ne daignaient pas se donner la peine de les constater. Circonvenus par les préjugés de l'enfance, qui sont fortifiés et corroborés par les déclamations mensongères d'hommes qui ont le plus grand intérêt à repousser ce qui leur est nuisible, est-il surprenant que la vérité ne puisse percer le nuage épais dont certains esprits sont enveloppés ?

Serait-il permis à celui ou à ceux qui portent un coup-d'œil observateur sur cette dissidence d'opinion, d'en analyser les causes, de remonter à leurs principes ? Pourquoi ce déchaînement général de la plupart des médecins des divers endroits où cette méthode a pénétré par suite de succès éclatants et incontestables ?

On a commencé par donner le nom d'engouement, ensuite celui de fanatisme, à l'attachement raisonné qu'une partie du public a témoigné à l'égard d'un mode de traitement, dont les succès avaient répondu aux espérances qu'on en avait conçues. Les hommes intéressés à étouffer dans son berceau ce qu'ils appelaient le *fléau de l'huma-nité*, disaient à qui voulait les entendre : Nous avons pris une résolution irrévocable ; c'est de ne jamais mettre les pieds dans les maisons où nous saurons que les remèdes prescrits par le chirurgien Le Roy auront pénétré ; et déjà les preuves de cette résolution, qui sont arrivées de plus d'un endroit, nous portent à croire qu'une douce et aimable philantropie en a fourni les motifs.

Mais, serait-ce bien l'amour de vos semblables qui vous aurait déterminés à prendre une pareille détermination ? Quand on aime les hommes on plaint leur égarement ; mais on ne cesse pas de les obliger. Quoi ! vous auriez le cœur assez dur, l'âme assez pétrie d'insensibilité pour refuser vos secours et vos soins à celui que l'erreur d'un moment aurait séduit ou entrainé. Passe encore pour ces obstinés, ces endurcis, ces incrédules renforcés, qui, soit de vive voix, soit dans leurs écrits ont déclaré qu'ils voulaient mourir sans vous. Mais tous les hommes n'ont pas le *malheur* d'être plongés dans le même excès d'*aveuglement*. De grâce, laissez-vous fléchir ; laissez-vous attendrir ; et ne confondez point sous les mêmes anathêmes celui qui n'est coupable que pour s'être laissé séduire et celui qui a séduit des êtres

faibles et irréfléchis. Non, vous ne leur refuse-
rez point vos soins, ne fût-ce que pour ramener
des hommes de la voie de l'erreur où ils se sont
volontairement et aveuglément précipités ; ne fût-
ce que pour leur donner à entendre que la cause
de leur maladie et à coup sûr de leur mort prématurée, ne peut être attribuée qu'à l'effet des
médicamens prescrits par cet homme à qui vous
avez juré une haine irréconciliable.

Vous savez que ces moyens vous ont plus
d'une fois réussi ; et pourquoi ne vous réussi-
raient-ils pas encore ? Cette charité, dont en
mainte-occasion vous vous êtes montrés les ven-
geurs, les défenseurs, ou les apologistes, se
concilie donc ici à merveille avec vos intérêts
pécuniaires : et vous êtes trop clairvoyans et trop
avisés peur ne pas mettre, comme dit le proverbe,
de l'eau dans votre vin.

Oui vous rabattrez quelque chose de la rigueur de vos arrêtés, et en cela vous agirez sa-
gement. Vous vous ferez un peu prier, mais vous
céderez sans trop de résistance. Déjà plus d'une
fois, dans certaines maisons où vous faisiez la
pluie et le beau temps, on vous a vus roder,
envoyer vos émissaires pour tâcher de reconquérir une confiance perdue ; et malgré l'état inquié-
tant de vos clients, on en a vu plus d'un refuser
constamment vos visites et vos bons offices, et
s'en trouver parfaitement bien. Oui, vous re-
viendrez à la pratique et à l'exercice de cette

belle vertu dont vous prenez si hautement les intérêts. Vous serez charitables malgré vous.

Oh ! sans doute, vous les connaissez à fond ces loix saintes, vous qui ne sachant que répondre aux petits reproches que vous avez si justement mérités, ne trouvez de moyens de vous en laver qu'en accusant celui qui vous les a faits d'avoir blessé les règles de la charité chrétienne; vous qui laissez découler de vos lèvres le fiel de la médisance ou le poison de la calomnie contre celui qui a soulevé un coin du rideau qui cachait vos jongleriës.

Eh bien ! trouvez bon qu'il vous dise qu'il ne les a pas enfreintes, ces lois saintes et divines, et qu'il n'a blessé personnellement aucun d'entre vous. Il a envisagé vos principes de la même manière que vous les envisagez vous-mêmes; c'est-à-dire, comme reposant sur de simples conjectures. Il a dit qu'on ne ne guérit pas un malade avec de tels moyens. Il a dit que vous ne marchez qu'en tâtonnant à l'exemple de vos devanciers, qui vous ont transmis une routine en lieu et place de principes. Il a dit que vous refusiez d'ouvrir les yeux à la vérité qui vous est offerte; que vous n'avez été que des maladroits dans les moyens que vous avez employés pour détruire une vérité gênante, et que tous vos efforts n'ont abouti qu'à lui donner plus de célébrité. Où est donc le délit? Est-ce que vous seriez devenus casuites sans le savoir, et comme en dormant ? En tout cas, vous seriez de fort mauvais casuites.

Voilà cependant ce que vous appelez une violation des règles de la charité chrétienne. Ah ! daignez mieux la connaître ; apprenez que la charité embrasse l'universalité des hommes, et que le bien général de la société est préférable à la perte de quelques pièces d'argent, que la manifestation de certaines vérités utiles a pu empêcher de tomber dans vos mains.

Ne devriez-vous pas, au contraire, lui savoir bon gré de sa retenue et de sa modération? Vous savez l'empressement que le public a montré pour se procurer la 1re. édition de cet opuscule! Vous n'ignorez pas quels sont les ménagemens dont on a usé envers vous, pour ne lui donner que la publicité nécessaire au succès de la cause. Combien d'exemplaires auraient circulé si l'auteur eût voulu faire de cet écrit un objet de spéculation ? Ne pouvait-il pas vous mortifier, vous humilier, vous attérer, en vous battant avec vos propres armes , ou avec celles qu'il eût pu prendre dans les arsenaux de la science médicale antique ou moderne ? Pourriez-vous ignorer de quelle manière vous a traités Pierre Apon, célèbre docteur de l'université de Paris, l'un de vos devanciers, et qui connaissait tous les secrets et toutes les petites ruses du métier? Il n'en est pas un d'entre vous qui ne sache ce qu'était ce Pierre Apon. Dans le quatorzième siècle, cet homme de l'art vous dit de grandes vérités, que la charité nous porterait à regarder comme des mensonges. Vos devanciers le traduisirent au tribunal de l'inquisition. Heureusement pour lui, il mourut en prison dans le cours de la procédure; il eût été brûlé vif; il en fut quitte pour l'être en effigie (1).

Cet homme, que ses contemporains avaient haï, persécuté, n'en obtint pas moins des statues après sa mort; et son souverain, le duc *d'Urbin*, en plaça une entre celles des hommes illustres. Le sénat de Padoue en commanda une autre, qu'il fît placer sur la porte de son palais, entre celles de *Tite-Live* et d'*Albert Legrand*. Faible dédommagement des persécutions qu'il avait éprouvées pendant sa vie !

Si celui que vous appelez votre ennemi avait voulu récriminer, quel parti avantageux n'aurait-il pas pu tirer d'un ouvrage devenu extrêmement rare, parce que vous avez eu l'adresse d'en faire disparaître tous les exemplaires, et de les livrer impitoyablement aux flammes, toutes les fois qu'il en est tombé dans vos mains. Cet œuvre n'était point celui d'un homme étranger à la science médicale; l'auteur n'était ni un aventurier, ni un avorton, ni un charlatan. Si les titres ont quel-

---

(1) Voici, en latin, ce qui valut à ce pauvre Pierre Apon l'honneur de la persécution de la part de ses chers et dignes confrères. Il avait dit d'eux :

Medicus invidiæ pelagus, detractionis organum, ambitionis perforatam clepsidram, alienæ veritatis contradictorem garrulum, propriæ ignorantiæ constantissimum defensorem, et inexcusabilem ægrorum neglectorem. (Pet. Apon, Differentiarum, 7.°) On fait grâce de la traduction.

Les médecins de nos jours sont-ils changés ?

qu'ascendant ou quelqu'empire sur vos esprits, cet homme a été, de son vivant, médecin de têtes couronnées. Le roi et la reine d'Angleterre le voyaient familièrement. Vous le nommera-t-on ? Il s'appelait *Gédéon Harvey*. Nul de vos devanciers ne s'est avisé de lui contester la qualité de médecin habile et expérimenté. Son seul emploi l'aurait garanti de vos sarcasmes ; car de tout temps vous savez quel est le crédit d'un premier médecin du Roi; il a de l'influence celui-là ! on craindrait de l'avoir pour ennemi. Eh bien ! trouvez bon que l'on vous renvoye à un opuscule dont le titre ne peut vous être inconnu. Il avait su apprécier les médecins de son siècle, et ceux des siècles antérieurs ; et c'est d'après des connaissances acquises qu'il a composé un ouvrage dont le titre n'est rien moins que flatteur, rien moins qu'honorable pour ceux qui exerçaient l'art que vous pratiquez, *De dolis, mendaciis et vanitatibus medicorum*. Eh ! que diriez-vous, et que dirait le public si l'on mettait sous ses yeux et sous les vôtres un échantillon, ou un essai de traduction des chapitres qui ont pour titre : *De Lanio - Doctoribus, de Doctoribus aquariis, de Asino-Doctoribus, de Collegiis medicorum*, etc., etc.

Non ! l'on n'est envers vous ni injuste ni méchant; on vient de vous en fournir la preuve irrécusable ; mais pourriez-vous tenir le même langage, lorsque vous ou vos affidés, êtes comme aux aguets pour épier, pour observer quels sont ceux qui ont préféré la méthode de traitement du chirurgien le Roy, à celle que vous auriez pu leur prescrire. Quelqu'un d'entre eux vient-il à payer le tribnt à la Nature ? quand bien même vous l'auriez notoirement abandonné ; quand bien même vous auriez annoncé publiquement son incurabilité absolue, s'il en revient, vous attribuez le succès de sa guérison à la Nature ; c'est la Nature féconde en ressource qui a tout fait. Si le malade succombe en suivant cette méthode, ce sont les médicamens qui l'ont tué ; et nos cafés, nos carrefours, nos places publiques où vous entretenez des rapports, retentissent dans vos bouches ou dans celle de vos affidés de ces paroles : *envoila encore un.*

Mais pourquoi deux poids et deux mesures ? quand vous laissez descendre vos malades au tombeau, par douzaines, vous en fait-on des reproches ? auriez - vous donc des droits, des priviléges exclusifs? et vous seriez impitoyables envers un de vos confrères, lorsqu'il lui échappe un malade, réputé par vous incurable, et que vous avez abandonné à son malheureux sort? Oh ! on vous conçoit, vous voulez une hypotèque privilégiée, et parce que quelques-uns voudraient se soustraire à cet impôt, qui n'est pas léger, vous pousseriez les hauts - cris contre celui qui userait d'un droit qu'il ne vous appartient pas de lui contester. Mais si sur cent malades traités infructueusement par vous, abandonnés par vous, il en meurt seulement un entre ses mains, vous embouchez la trompette de la jalousie, et vous faites retentir nos carrefours et nos places publiques de ce mot d'ordre, de ce mot convenu, de ce refrain chéri : *en voilà encore un.* (1)

---

(1) Si l'on ajoute foi à certains bruits qui se répandent, il semblerait que quelques suppôts d'Hyppocrate projetteraient de nouvelles attaques pour reconquérir, ce qu'ils appellent, l'opinion publique. Dans un certain Hôtel-Dieu, qu'on ne veut pas désigner, pour écarter jusqu'à l'ombre du soupçon, un médecin, professeur de médecine-clinique, apprend qu'un malade avait fait usage, une fois seulement depuis plus de six mois, des médicamens sortis de la pharmacie du sieur Cottin. Quel vaste champ pour de savantes observations ! Quelle brillante et ample matière à développer devant deux ou trois élèves, dont se composait son assistance habituelle. Vous verrez, leur répétait-il à chacune de ses leçons, vous verrez les funestes effets de ces médicamens pernicieux. Ce malade mourra, ou j'y perdrai mon nom. Vous pouvez regarder mon prognostic comme certain, avéré, incontestable.

La prophétie du docteur régent s'accomplit littéralement environ au bout d'un mois.

Tout rayonnant de gloire et de joie à la vue d'un succès si éclatant, notre docteur fait des démarches auprès de l'autorité administrative, afin d'obtenir l'ouverture du cadavre, ouverture accompagnée de toutes les formalités capables de lui donner un air de légalité, sur laquelle on eût pu construire l'échaffaudage d'un joli petit procès-verbal, qui eût rempli au besoin quelques colonnes du journal de département.

La requête a été répondue en ces termes : La famille du défunt demande-t-elle cette ouverture ? Non. Eh bien ! qu'on l'enterre. Ce chef d'administration est à coup sûr plus l'ami des médecins qu'ils ne se l'imaginent.

Eh quoi, seriez-vous assez injustes pour prétendre que les médicamens prescrits par le chirurgien Le Roi dûssent garantir de la mort. A-t-il mis cette absurdité en avant? et pourriez-vous vous en prévaloir comme s'il l'eût insérée dans son immortel ouvrage? Ne dit-il pas au-contraire, que la mort est une des conditions de la vie, et qu'il faut de toute nécessité qu'elle soit remplie, un peu plutôt, un peu plus tard.

On m'accusera peut-être de partialité ou d'engouement dans le zèle que je montre à défendre contre ses ennemis la méthode de ce praticien. Eh de grâce, laissez la liberté des épanchemens à un cœur pénétré de reconnaissance, qui sait comparer l'état de la santé avec celui des infirmités ou de la souffrance. Ne soyez pas injustes jusqu'à ravir à un cœur sensible le plaisir pur qu'il éprouve, soit en rendant hommage à la vérité, soit en ôtant à la jalousie le masque hideux dont elle couvre son visage. Je connais le chirurgien Le Roy, je connais son cœur, et j'ai scruté le fond de l'âme de ses ennemis, ou des ennemis de sa méthode.

La plus pure, la plus belle de ses jouissances est celle d'arracher des bras de la mort des victimes que vous y avez équivalemment condamnées, en déclarant qu'elles n'ont plus d'espoir ni de droits à la vie. C'est là le plaisir qui embellit son existence, et sans quoi elle lui serait peût-être à charge. S'il a fait un peu de bien dans sa vie;

si de toutes parts il en reçoit des félicitations; son
cœur modeste sait-à qui il doit raporter des
éloges si flatteurs, à celui qui donne la santé
ou la maladie, la vie ou la mort.

J'ai aussi suivi à la trace les détracteurs
de sa méthode; j'ai prêté l'oreille à leurs discours envenimés; à ces discours que leur conscience repoussait, lors même que leur langue
les articulait avec le ton de l'assurance le plus
fortement prononcé; et je n'ai vu et entendu
que le langage de l'injustice et de la déraison.

Mais songez-y bien, le public ne prendra
pas le change. Il sait vous apprécier. Il sait
que votre opinion est fixée sur la chose que
vous vous plaisez à dénigrer. Si l'on voulait
même prêter l'oreille à certains bruits qui cou-
rent, plusieurs d'entre vous ont pratiqué ces
mêmes moyens pour leur propre compte, ou
les ont administrés dans certains cas désespérés
à des malades de choix; mais ces préjugés au-
dessus desquels vous savez si bien vous placer,
pourquoi cherchez-vous à les enraciner dans certains cerveaux ? pourquoi suggérer des idées que
vous n'avez pas vous-mêmes, parce que vous
avez trop de bon sens pour les adopter.

Par suite de la haute influence que vous exercez, on voit des personnes circonvenues par
vous, qui disent bien haut qu'elles préféreraient
la mort à l'usage de ces médicamens, dont
l'efficacité proclamée dans la pluspart de nos
provinces, a cessé d'être un doute. On en voit

chez qui l'entêtement est porté jusqu'à la démence , pour ne rien dire de plus. Quelle
peut être la cause d'un semblable délire ? c'est
parce que vous avez crié bien haut que ces
moyens étaient un poison , un poison actif et
très-actif, ou parce que, rabattant quelque chose
de ces exagérations calomnieuses , vous vous
êtes contentés de les appeler un poison lent, dont
on ressentirait tôt ou tard les funestes effets. Quel
nom donner à de semblables procédés, à des
propos aussi contraires à l'évidence des faits et
à la raison. Appelons la chose par son nom :
c'est le comble, l'excès, le prodige de l'injustice.

CHAPITRE XXVII.

De l'esprit de cabale , de coterie , et de ses effets.

C'est une terrible chose que l'esprit de cabale
et de coterie, surtout quand il est dirigé par les
prétendus conservateurs de la santé humaine. Ils
exercent dans la société une influence ; mais une
influence telle qu'il n'appartiendrait qu'à eux seuls
d'en tracer le tableau

S'ils n'ont pas le talent de rendre l'ouïe aux
sourds, ils ont bien celui de rendre sourds aux
accents de la vérité ceux qui seraient tentés d'y
prêter une oreille attentive ; s'ils n'ont pas le don

de faire recouvrer l'usage de la vue à ceux qui l'ont perdue, ils ont celui de les envelopper de tant de préjugés, de tant de ténèbres, qu'il est presque impossible que la lumière de la vérité parvienne jusqu'à leurs regards.

Ce n'est pas assez d'avoir soulevé d'une main un peu hardie un coin du voile qui dérobait aux yeux d'un vulgaire, aveuglèment confiant, les petites ruses, les petits *croc - en - jambes*, les petits tours d'adresse des gens de la profession : leurs attaques multipliées sur les divers points de la France, nous imposent l'obligation de le soulever tout entier.

De grâce, Messieurs, ne vous en plaignez pas. N'est - ce pas vous qui avez porté les premiers coups et dirigé les premières attaques ? Pouvez-vous dire qu'on a essayé de ravir d'entre vos mains les malades qui vous avaient donné leur confiance ? Ne sont-ce pas ces êtres souffrants qui, après avoir épuisé toute votre science, tous vos moyens curatifs, sont venus d'eux-mêmes se jeter dans les bras de ce conservateur de l'humanité ?

Un grand combat s'est engagé ; mais qui en a donné le signal ? N'est-ce pas vous qui, les premiers, avez sonné l'allarme ? Vos confrères de Lyon, sans en avoir été requis par personne, n'ont-ils pas fait une ouverture de cadavre, pour y trouver la matière des plus odieuses, des plus atroces inculpations ?

Un procès - verbal, bien chargé, bien assaisonné, bien farci de toutes les petites gentillesses médicales ; qui l'avait rédigé ? s'est-il trouvé inséré au journal du Rhône sans votre intervention ? Oseriez-vous dire que ce n'est pas vous qui l'avez fait consigner dans les journaux de la capitale ? Oh! vous savez trop bien qu'ils étaient des échos fidèles. Vous saviez ce que devait produire, sur l'opinion publique, l'insertion d'un article que vous aviez rédigé dans vos conciliabules. Vous saviez quel crédit vous ajoutiez par là à la réputation de ces hommes qui savaient si bien dire à leurs clients : *Voilà qui est officiel ; le journal le dit ; prenez et lisez.*

Les médecins d'Orléans, qui déjà avaient fait plus d'une tentative, et qui, entr'autres, avaient fatigué inutilement la première autorité administrative, s'imaginèrent que la levée de bouclier, faite à Lyon, était pour eux une espèce de signal pour commencer les hostilités.

Le jury s'assemble. Le doyen prend la parole et s'exprime en ces termes :

MESSIEURS,

« Lyon, la seconde ville du royaume, a déployé une grande énergie. Un tel exemple est bien propre à nous faire sortir d'un engourdissement qui ne peut que préjudicier à nos intérêts. Orléans resterait-il en arrière ? Nous accuserait-on de lâcheté ou de faiblesse ? Depuis trop long-temps nos oreilles sont fatiguées du bruit de guérisons réelles ou chimériques ;

» il faut un terme à tout, et spécialement aux
» invasions du charlatanisme sur l'empire de la
» science. Nous qui en sommes les dépositaires,
» montrons-nous tels que nous sommes. Signa-
» lons-nous par quelqu'une de ces grandes agres-
» sions qui immortalisent notre gestion, et qui
» fassent époque dans les fastes hyppocratiques ;
» commençons par porter les grands coups. Jet-
» tons l'éponvante dans le camp ennemi, par une
» irruption soudaine et inattendue. »

Chacun fut de l'avis de M. le Doyen.

LAFONT.

En conséquence, nos docteurs ont commencé
les hostilités par une visite domiciliaire, attentatoire aux droits de tout citoyen, et chacun sait
quel a été le succès de leurs attaques.

Battus sur tous les points, il y a tout lieu de
croire qu'ils ne seront pas tentés de courir la
chance de nouveaux périls, et de fournir à leurs
adversaires la matière de nouveaux triomphes.
Mais, dans leur retraite, ils se sont ménagés
une partie de leurs anciennes ressources : celles
des faux-fuyants et des échappatoires. Des bat-
teries masquées ont produit leur effet. Parlons
sans figure ; il leur est resté la ressource des coteries.

Ce mot, un peu ignoble, est cependant celui
qui convient le mieux pour qualifier la chose ;
car quel autre nom donner à ces prétendus cercles, sociétés, ou assemblées, dans lesquels le

caquetage prend la place de la raison ; où des préjugés vieillis, profondément enracinés, prétendent avoir le pas sur l'expérience et sur l'évidence des faits ?

Restés sans appui, sans espoir du côté des tribunaux et des administrations, il a bien fallu chercher l'un et l'autre. Où les a-t-on trouvés? Dans les salons, dans les boudoirs, dans les parloirs de communautés, jusque dans les attéliers et les boutiques de quelques artisans. C'est là que les mots chéris *de poison lent, poison actif, poison par dessèchement de l'humide radical,* ont circulé et repris la faveur qu'ils avaient perdue devant les tribunaux, d'après la déposition de témoins, pris dans les classes plus ou moins marquantes de la société.

Ecrivain inconsidéré, vous n'atteignez pas votre but. Vous nous promettez un tableau fidèle de ce qu'on appelle intrigue, cabale, coterie ; abordez donc votre sujet.

Eh bien ! pour atteindre ce but, il ne faut que se transporter dans quelques-uns de ces salons, qui, pour être brillants de dorure, n'en laissent pas moins un libre accès aux préjugés de société, ou de famille ; à ces antiques chimères, qu'on se transmet de génération en génération. Sans avoir écouté aux portes des salons et des boudoirs, on sait que telle femme du *bon ton*, a adressé à son médecin ce compliment de condoléance à l'occasion de l'arrêt solennel qui a débouté les médecins d'Orléans de leurs prétentions plus que risibles.

« Eh bien ! docteur, la voilà donc définitive-
» ment terminée cette affaire qui a tenu si
» long-temps les esprits en suspends ! Mais c'est
» une chose incroyable ! On n'y tient plus ! Qu'est
» donc devenue la justice parmi les hommes ?
» Que vous ayez perdu à un premier tribunal,
» cela se conçoit ; mais succomber à un tribunal
» d'appel, cela passe toute croyance ; il y a là du
» mal entendu. J'avais cependant fortement ap-
» puyé votre cause (j'entends celle de la justice
» et de l'humanité.) J'étais sûre de tel et tel per-
» sonnage que vous connaissez.... C'est un vrai
» *guignon*. Voilà bien le cas de dire qu'on ne
» connaît plus rien aux événéments de ce bas
» monde. Qu'en pensez - vous, mon cher doc-
» teur.... ?

» Ce que j'en pense. C'est que le scandale est
» à son comble. C'est que l'espèce humaine est
» menacée du plus terrible de tous les fléaux. La
» guerre n'est rien ; c'est un fléau nécessaire. Cela
» décharge l'état d'une population excessive, et
» qui finirait par l'incommoder.

» La peste ! Nous nous en moquons ; depuis
» qu'un médecin de l'armée d'Egypte se l'est
» inoculée lui-même, nous savons à quoi nous
» en tenir sur ce point ; et bien loin de la crain-
» dre, nous sommes les premiers à la désirer.

» Reste donc la famine... On peut s'en garan-
» tir. C'est un malheur sans doute ; mais il y en
» a encore de plus grands. Eh bien ! tous ces
» fléaux réunis n'approchent pas de celui contre

» lequel je m'élève avec une juste indignation.

» Encore, s'il n'y avait qu'une vile canaille qui
» recourût à cette méthode de traitement, bien-
» tôt instruite par sa propre expérience, elle
» apprendrait qu'elle n'a fait usage que du plus
» funeste des poisons. Ne sommes nous pas plus à
» portée que qui que ce soit d'apprécier une pré-
» tendue méthode en opposition avec tous les
» principes ? N'est-ce pas à nous de condamner
» ses résultats ?

» Mais quand on voit des hommes d'une cer-
» taine classe adopter ces vaines chimères et don-
» ner à corps perdu dans de pareils travers, il y
» en a dix fois plus qu'il n'en faut pour exciter,
» enflammer notre zèle, notre amour pour l'hu-
» manité. Quel médecin pourrait voir d'un œil
» indifférent tant de *gens comme il faut* se lais-
» ser entrainer par le torrent de la séduction,
» et donner leur confiance à une méthode de
» traitement qui ne peut qu'abréger la vie, et
» précipiter dans la tombe les mal-avisés qui en
» feraient usage.

» Si donc l'on vous dit, tels et telles ont été
» guéris, n'en croyez rien ; ne vous donnez pas
» même la peine de prendre des informations,
» parce que l'espèce humaine aura cessé d'exis·
» ter avant que le moindre des aphorismes
» d'Hippocrate ait été convaincu de fausseté, de
» méprise ou d'erreur.....

» Voilà qui est fort beau et fort bon, doc-
» teur ; je crois, ainsi que vous qu'Hyppocrate

» est un grand maître : mais en dépit de ce grand
» fondateur de la médecine, si je voyais des ma-
» lades traités selon sa méthode, sans aucune es-
» pèce de succès, et radicalement guéris d'après
» une méthode nouvelle, je vous avoue.....

» Doucement, s'il vous plait. Nos sens sont
» souvent des trompeurs ; et il faut être extrê-
» mement circonspect, quand il s'agit de s'en
» raporter à leur témoignage. Que vous disent
» vos yeux ? Que telle ou telle personne vous a
» semblée être dans un état de langueur ; que le
» même individu vous a paru, quelque temps
» après, dans un état de santé. On vous aura dit
» qu'il a été guéri par l'usage des médicamens pres-
» crits d'après cette méthode. C'est fort bien ; mais
» tout cela n'est rien moins qu'une certitude. Vous
» ne connaissez donc pas les ressources infinies
» de la Nature. Tous les jours elle déjoue nos
» calculs. Tous les jours elle rend à la vie des
» malades que nous avions abandonnés ; des ma-
» lades que nous regardions comme désespérés :
» et tout cela au grand étonnement des plus
» grands maîtres de l'art. Au total il est des ha-
» zards heureux, ainsi qu'il est d'heureux char-
» latans.

. . . . Et voilà comme
De sots propos on nous assomme.

Et cet autre docteur si doucereux, si insinuant,
si mielleux, qui avec sa douceur apparente exerce un empire plus que despotique sur l'imagination un peu sensible de certaines personnes du

sexe, qu'il sait si bien endormir par son pateli-
nage. Voyez-le avec son air doctoral, son ton
dominateur, endoctrinant ces ames pieuses dont
le cœur serait contristé, si un seul de leurs loisirs n'était pas consacré au soulagement de l'humanité souffrante. D'autres fois souple, presque
caressant, il semble oublier qu'il est le grand
régulateur de ces mains qui, avec une charité
active et compatissante, préparent le baume du
samaritain. Quelle position avantageuse pour
fortifier, enraciner de plus en plus d'antiques
préjugés ! Que d'avantages pour insinuer et faire
glisser dans ces âmes simples le venin des plus
perfides suggestions. Par suite de ces insinuations
mensongères et perfides, n'a-t-on pas entendu de
bonnes religieuses, dans l'excès d'un zèle qui
n'était pas tout-à-fait selon la science, et moins
encore en harmonie avec les règles de la charité
chrétienne, s'écrier dans le transport d'une sainte
indignation : *Eh ! quoi, on ne mettra pas en
prison les distributeurs de ces médicamens
pernicieux, et les apologistes d'un mode de
traitement qui fait mourir tout le monde !*

N'a-t-on pas vu des personnes extrêmement
estimables, mais circonvenues par d'insidieuses
suggestions, recourir à tout ce que l'amitié a de
plus expressif, de plus éloquent ; employer jusqu'aux larmes de la tendresse pour détourner de
l'usage de cette méthode des amis ou des parens qu'elles regardaient comme des victimes
dévouées à la mort, tandis que ces prétendues

victimes se louaient hautement du soulagement notable qu'elles en avaient obtenu?

Combien de malades instruits par la clameur publique des guérisons étonnantes opérées par l'efficacité de cette méthode, ont, dans la droiture et dans la simplicité de leurs cœurs, consulté leur médecin ordinaire sur le désir, ou l'intention qu'elles avaient d'en faire usage, et n'ont obtenu qu'une réponse capable de jeter dans leur ame une semence de terreur et d'épouvante? « Oui, vous êtes bien le maître d'y
» recourir, personne n'a le droit de vous en
» empêcher; mais avant de commencer, vous
» agirez prudemment de vous entendre et de
» marchander avec l'entrepreneur des pompes
» funèbres, afin d'obtenir une réduction sur
» les frais de vos funérailles. »

Et voilà les inepties avec lesquelles on prétend anéantir un mode de traitement journellement couronné des plus étonnans succès ! En vérité, on ne sait de quoi on doit être surpris davantage, ou de l'impudence de pareils jongleurs, ou de la bonhommie et de la crédulité excessive d'hommes qui ne devinent pas la source d'où découlent de pareilles absurdités.

Cependant, ces propos qui approchent de l'extravagance ont trouvé faveur dans l'esprit de certaines personnes, au point de régler leur conduite d'après les impressions qu'elles avaient eu la simplicité de recevoir. Oui, il serait difficile d'imaginer à quel excès peut se porter l'esprit de préoccupation et de cabale, quand une fois il a germé dans certains cervaux ! Entre mille particularités qu'on pourrait citer, on ne parlera que d'une seule.

Un homme de peine, un journalier était occupé dans une bonne maison à des travaux pénibles. En soulevant un fardeau assez lourd, il se fait une luxation dans la région lombaire, et voilà un homme perclus. On lui prodigue les premiers soins, sans améliorer son sort. On n'épargne ni l'eau-de-vie camphrée, ni le savon blanc. Las de souffrir, ce pauvre hère, à l'aide d'un bâton, se traînait péniblement chez le médecin de la maison où l'accident lui était arrivé ; mais comme il n'avoit aucun titre de recommandation, et que d'ailleurs son extérieur n'annonçait rien moins que l'opulence, la porte lui fut refusée. Quelques jours après il est assez heureux pour obtenir un passe-port, ou lettre de recommandation à l'aide de laquelle il est introduit.

Pour début, le docteur lui déclare *qu'il en a pour sa vie*, quoiqu'il eût à peine atteint l'âge de trente-deux ans. Le beau motif de consolation pour un malheureux ! S'il eût été de ces hommes que la fortune à comblés de ses faveurs, comme il eût été accueilli ! comme on lui eût laissé entrevoir que toutes les ressources de l'art étaient ouvertes, et lui offraient une espérance fondée de guérison ! Il regagnoit sa chétive habitation plutôt en se traînant qu'en marchant. Un mau-

vais bâton lui servait d'appui. Quand il ne pouvait plus marcher , une borne étoit son fau-
teuil.

Une personne charitable le rencontre en cet
état ; elle l'interroge sur sa situation. Il raconte
naïvement l'accident qui lui est arrivé.

Depuis quand souffres-tu ?.... Depuis trois semaines.... Veux tu être guéri ?.... Ah ! pouvez-
vous en douter.... Chaque soir envoye ta femme :
on lui donnera la dose qui convient à ta situation. Si tu es persévérant, avant quinze jours tu
pourras être notablement soulagé , en cas que
tu ne sois pas radicalement guéri.

Ce malheureux qui n'avait d'autre perspective
que l'hôpital , et qui se serait cru au nombre des
heureux du siècle, s'il eût pu alors y entrer , a
suivi de point en point la méthode de traitement
tel qu'il lui a été prescrit. Il a recouvré ses forces
et l'usage de ses membres. Il est plein de vie et
radicalement guéri , et son traitement n'a duré
que dix jours.

Croirait-on que le préjugé , l'entêtement suite
de l'espritt de coterie, ayent tellement pré-
valu sur la maîtresse de la maison où cet accident
était arrivé, qu'elle a signifié à ce malheureux
que jamais elle ne se servirait de lui s'il venait à
sa connaissance qu'à l'avenir il fit usage de ces
médicamens ?

Ce fait passera pour incroyable ; soit. Mais
il n'en est pas moins conforme à l'exacte vérité.
Qand est-il arrivé ? en 1818. En quel lieu ? à

Orléans. En quel quartier ? dans la rue de Re-
couvrance. En qu'elle maison ? oh ! il ne faut
pas tout dire.

Quel nom donner à de semblables menées ?
Quels sont les ressorts capables de donner de si
funestes impulsions à des esprits rétrécis ? l'intrigue, la cabale, dont les résultats ou les effets
sont cent fois plus terribles dans ce qu'on appelle les hautes classes de la société, que dans
celles qui ne prennent pour guide de leur conduite que la raison dirigée par l'expérience.

CHAPITRE XXVIII.

*Combien il importerait à l'autorité de prendre
en considération la découverte de la cause
des maladies.*

Il est plus que douteux que cet opuscule tombe
jamais entre les mains de quelqu'un des principaux agens du pouvoir ; et dans la supposition
contraire, y donneraient-ils l'attention qu'exige
un si important sujet ? Comment se déterminer
à faire diversion avec des occupations qui se rattachent à des objets de la plus haute importance ?
Ne serait-ce pas équivalemment manquer à sa
dignité que de donner son attention à une pré-

tendue découverte, qui probablement ressemble à tant d'autres qui n'ont pu supporter l'examen ? Tant et tant de fois l'autorité a été dupe de son zèle pour les découvertes supposées utiles! son amour pour l'humanité a été déjoué tant de fois, qu'elle a les motifs les plus plausibles et les plus légitimes pour se tenir en garde contre l'esprit d'innovation et repousser les nouvelles doctrines.

Telle sera la première réflexion qui naîtra dans l'esprit des hommes en place, même de ceux qui veulent sincèrement le bonheur de leurs semblables. Mais habitués qu'ils sont à ne voir les objets qu'en grand et à dédaigner les menus détails ; circonvenus par les préjugés de l'éducation, dont les racines sont si profondes ; prévenus outre mesure en faveur de tel ou tel praticien à qui ils ont accordé leur confiance, et dont les paroles sont pour eux comme autant d'oracles, ils regarderont comme au-dessous de la dignité de leurs emplois toute démarche tendant à constater la vérité des faits. On en a même vu (tant est puissant l'ascendant des préjugés et des considérations humaines) qui, témoins de guérisons surprénantes, opérées sous leurs yeux et dans leur propre maison, n'ont fait aucun effort pour sortir d'une indifférence dont ont été les victimes les dignes objets de leur affection et de leur amour.

Il est donc arrêté que les vérités qui se rattachent de si près au bonheur et à la conservation de l'homme sont condamnées à être repoussées par ceux à qui il importerait le plus de les ac-

cueillir et de leur rendre hommage ? Non. Tôt
ou tard il s'élèvera une ame forte, dominée par
un grand amour du vrai, supérieure à toutes ces
vaines considérations qui ne sont propres qu'à
retarder la marche des connaissances utiles. La
Providence permettra, pour le bonheur de l'espèce humaine, que quelque puissant du siècle,
attaqué d'une maladie contre laquelle auront
échoué les traitemens ordinaires, recouvre une
santé stable et solide par le bienfait de cette méthode. Alors, les préjugés se dissiperont, et l'on
adoptera avec ardeur un système simple, métho-
dique, également à la portée du savant comme
de l'ignorant; et les riches du siècle seront, pour
tant d'êtres affligés et souffrans, les dignes représentans du Samaritain de l'Evangile.

Alors, nos hôpitaux, soit civils, soit militaires, ces établissemens si utiles en eux-mêmes,
mais si onéreux à l'état, trouveraient une écono-
nomie considérable dans leurs dépenses, et l'a-
vantage plus précieux encore, d'employer un
moyen prompt et efficace, pour rendre en peu
de jours, la santé et la vie à tant d'infortunés
qu'on y voit languir pendant des mois entiers,
et ne sortir de là que pour aller au tombeau.

Alors, les habitans de nos campagnes, si dé-
laissés dans leurs infirmités, et qui faute de
moyens, périssent le plus souvent sans secours,
sous la direction d'un pasteur charitable, ou de
toute autre personne intelligente, recouvreraient

une santé si précieuse et si désirable pour eux et pour leur famille.

Alors, on verrait disparaître de nos tableaux de statistique ces résultats si affligeans, et auxquels jusqu'ici on n'a pas songé à remédier. Depuis des siècles, l'expérience prouve que, de mille enfans nés en même tems sur divers points de la France, avant dix ans écoulés, cinq cents ont été moissonnés, ou au berceau, ou dans les premières années de leur enfance. Cette méthode, appliquée aux premiers âges de la vie, a été, et est journellement couronnée des plus étonnans succès. Combien de familles ne pourrait-on pas citer qui ne doivent la conservation de leurs enfans qu'à l'usage bien dirigé qu'ils ont fait des médicamens qu'elle prescrit, et bénissent la Providence d'avoir mis sous leurs mains cette précieuse découverte ?

Alors, le grand but que doit se proposer le chef de tout gouvernement sage sera suffisamment atteint, la conservation de l'espèce, en quoi consiste spécialement la force et la vigueur de l'Etat. Tant de jeunes victimes de la mort, moissonnées à l'aurore de la vie, parviendront jusqu'à son déclin ; et les générations futures béniront un jour celui à qui, après l'auteur de la Nature, elles seront redevables de leur existence.

CONCLUSION.

De tout tems les grandes vérités ne se sont

fait jour qu'à travers les plus grands obstacles. Il semble que l'homme tant de fois trompé, se tienne en garde contre toute espèce de découverte. Combien n'en voit-on pas qui, cédant peut être trop facilément à l'ascendant des habitudes, des préjugés et souvent des passions, se sont déclarés les ennemis ou au moins les antagonistes d'hommes qui n'avaient d'autre désir que d'éclairer leurs contemporains ? Combien d'exemples l'histoire des temps anciens et modernes ne fournirait-elle pas à l'appui de cette assertion.

Quand Socrate eut révélé aux Athéniens le dogme de l'unité d'un Dieu, ne fut-il pas accusé d'athéisme et condamné par l'aréopage à boire la ciguë ? Ce martyr de la vérité obtint, après sa mort, les honneurs d'une statue de bronze. Le célèbre Lysippe transmit à la postérité les traits et la phisionomie de ce grand homme ; mais quand bien même Athènes en aurait fait placer dans tous ses carrefours, eût-elle fait oublier l'aveuglément des juges qui l'avaient condamné à mort ? Anaxagore, chargé de fers, pour avoir annoncé le premier à la Grèce l'existence d'une intelligence suprême qui avait donné l'ordre, la vie et les proportions au monde, eût péri dans les supplices sans l'éloquence de Périclès. Sa grande âme, supérieure aux machinations de ses accusateurs, était plus occupée de leur aveuglément que de l'injustice dont ils se rendaient coupables à son égard.

Aristote, dont le nom a été autrefois d'un si grand poids, et si célèbre encore dans nos écoles; Aristote, ce digne élève de Platon, qui a, sinon surpassé, peut-être égalé en certains points le maître dont il avait sucé les principes; Aristote, sans l'avis duquel nulle question n'était décidée dans l'académie; et dont le vainqueur de l'Asie reçut des leçons, desquelles il ne sut pas toujours profiter; ne fut-il pas, même dans le haut degré de gloire où ses talens l'avaient élevé, exposé aux attaques de l'envie, toujours acharnée à sa poursuite? Accusé d'impiété, et se ressouvenant de la mort de Socrate, ne se retira-t-il pas à Chalcis, pour empêcher qu'on ne commît une nouvelle injustice contre la philosophie? Voilà pour les anciens.

Christophe Colomb, cet intrépide navigateur à qui l'Europe doit la découverte d'un nouveau monde, ne fut-il pas exposé à tous les traits de l'envie? Pour prix de ses fatigues et des innombrables dangers qu'il avait couru, ses ennemis ne l'amenèrent-ils pas chargé de chaînes au pied de ce même trône dont il avait relevé l'éclat? Cet homme extraordinaire, à qui Ferdinand et Isabelle auraient dû ériger des statues, n'a-t-il pas bu jusqu'à la lie le calice de la disgrâce de ses Souverains?

Gallilée, dont le génie hardi s'élança dans l'immensité de l'espace, ne se contenta pas d'observer et de découvrir de nouvelles constellations; il mit au jour un système astronomique, reconnu aujourd'hui comme une vérité démontrée, et taxé alors d'hérésie par la préocupation. A diverses époques de sa vie, n'a-t-il pas subi la flétrissure d'une condamnation humiliante ? n'a-t-il pas subi les rigueurs d'une longue et pénible captivité ? Lamentable exemple des excès auxquels les corps les plus respectables sont capables de se laisser emporter, lorsqu'ils sont aveuglés par les préjugés, et qu'ils se mêlent de décider sur des matières qui ne sont point de leur compétence !

Jusqu'à l'époque ou Harvée parut dans le monde, le sang n'avait-il pas été regardé par les anciens comme une espèce de fluide dans un état de stagnation, sans circulation ni mouvement ? Cet habile médecin découvrit ou au moins démontra la circulation du sang. Toute la vielle école de médecine se déchaîna, comme elle le devait, contre cette nouveauté. Le grand Descartes, que le mot de nouveauté n'effrayait pas, s'en déclara hautement le défenseur et en donna de nouvelles démonstrations. Rien n'empêcha que Harvée n'encourût la disgrace de ses Souverains Jacques Ier et Charles Ier, et ses ennemis les plus implacables furent des hommes qui exerçaient la même profession que lui.

Mais sans aller chercher de exemples chez nos voisins, notre patrie n'a pas été exempte d'injustes préventions contre ce même Descartes, contre cet homme dont le nom seul est un éloge ; contre ce génie transcendant qui entra le premier dans une carrière qu'il n'appartenait qu'à lui de parcourir ; qui, d'un seul trait, a peint ses semblables quand il a dit : *qu'il n'est pas plus aisé à un homme de se défaire de ses préjugés que de brûler sa maison.* Ne fut-il pas accusé d'athéisme, celui qui avait ouvert une nouvelle route pour prouver, ce qui toutefois n'avait pas besoin de l'être, l'existence d'un Dieu ? Pour se soustraire aux poursuites de ses ennemis, ne fut-il pas obligé de chercher un asile dans les climats glacés du Nord, afin d'y trouver la paix qu'il ne trouvait pas dans sa patrie ? Triste destinée des grands hommes ! Voilà pour les modernes.

A quoi ne doit pas s'attendre le médecin *Le Roy*, dont les principes renversent de fond en comble les systèmes des prétendus *virtuoses* dans l'art de guérir, pour y substituer une méthode simple comme la Nature ? Il doit s'attendre, ainsi que son apologiste, à être en butte à tous les traits de l'ignorance et de la calomnie. Mais fort du témoignage de sa conscience et de la reconnaissance de ses concitoyens qu'il a arrachés des bras de la mort, son âme à-la-fois sensible et courageuse plaindra l'aveuglement de ses antagonistes, qui refusent d'ouvrir les yeux à la lumière, et plus encore, celui de tant de milliers de malades victimes d'une aveugle crédulité.

9 782019 2867